やさしい環境生理学

地球環境と命のつながり

鈴木 郁子 編著

錦房

編集・執筆者一覧

編　集　鈴木 郁子　日本保健医療大学教授

執筆者　鈴木 郁子　日本保健医療大学教授
　　　　　内田 さえ　東京都健康長寿医療センター研究所研究員
　　　　　鍵谷 方子　人間総合科学大学教授
　　　　　原田 玲子　宝塚医療大学教授

挿絵・写真　鈴木聖章

序　文

　人類の歴史は，46 億年に及ぶ地球の歴史から見るとほんの一瞬である．科学の進歩が齎した様々な恩恵で，私たちは豊かに暮らせるようになった．一方，地球の自然環境は人間の手によって大きく改変されつつある．森林が失われ，炭酸ガスが増え，プラスチックごみなど無数の廃棄物が蓄積し，何億年もの間埋蔵されていた石炭や石油が野放図に消費されているなど，どれを取っても私たちは深刻な課題を突きつけられている．将来に向けても誰もが幸せでいられるように，私たちは自然を大切にすることを迫られている．

　私たちは現在の地球環境にどう対応し，改良を加えていくべきなのだろうか．本書は，その一助になればとの考えから執筆した．第 1 章は序章として，地球の歴史，生命・人類の歴史，人類を取り巻く自然・文化的環境について非常に簡略化して紹介する．第 2 章では人間らしさの生涯発達に及ぼす保育・教育環境の大切さについて解説する．第 3 章では環境変化に適応する身体の仕組みを理解する上で欠かせない脳・循環・呼吸・消化など生理学の基本的な知識を組み込む．第 4 章では複雑化する現代社会に対応するべく，ストレスへの対応について生理学的・心理学的知見を加える．第 5 章では健康に及ぼす環境の影響について日本の状況を論じ，最終章では世界中の人々が最新技術を用いて地球環境問題に取り組んでいる具体的対策について解説する．これらは，20 年ほど前に出版された『人間科学論　—人間と環境—』（人間総合科学大学教材，佐藤優子・編著）を元に，その内容を大幅に更新・再編集したものである．

　本書は，環境学・生理学・ライフサイクル・医学概論を学ぶ学生を対象としているが，文化人類学・心理学・保育学・発達学・教育学・生物学など，環境と命の仕組みについて学びたいすべての人々に理解していただけるように，難解な生理学用語は避け，わかりやすい表現を心がけた．本書を通じて，人類の地球環境に対処する在り方について共に考えることが出来たら幸いである．

　執筆にあたり，内容校正にご協力いただいた佐藤優子氏（筑波技術大学・人間総合科学大学名誉教授），大橋敦子氏（北海道医療大学准教授）に謝意を表する．錦房出版・竹内大氏のご厚意がなければ，本書は刊行に至らなかった．竹内氏には本書全般に渡って最適なアドバイスをいただくと共に終始ご尽力を賜り，心より深く敬意と感謝の念を表する．

2019 年　早春

編著者　鈴木郁子

も　く　じ

序　文 ……………………………………………………………………………………………… iii

第1章　地球環境と人間

1. 海と太陽と生命 …………………………………………………………………………… 1
　　1. 太陽と海の恵み／1　　2. 地球の誕生／1　　3. 生命の誕生／2
　　4. 人類の出現と進化／3　　5. 人間の特異性／5

2. 命の循環 …………………………………………………………………………………… 5
　　1. 生態的ピラミッド／5　　2. 人間と植物／6　　3. 人間と動物／7
　　4. 人間と微生物／7

3. 文明の発達と衣食住 ……………………………………………………………………… 8
　　1. 衣文化の発展／8　　2. 食文化の発展／9　　3. 住環境の変遷／10

4. 変化する地球環境への対応 …………………………………………………………… 12
　　1. エネルギーの変遷／12　　2. 電化社会／12　　3. 人工増加と都市化社会／13
　　4. 情報化社会／14　　5. 家族の変遷／15　　6. 職業の変遷／16
　　7. 変化する地球環境と人類の対応／17

第2章　人間らしさの発達と環境

1. ライフサイクル ………………………………………………………………………… 19
　　1. 命の誕生／19　　2. 機能ごとに異なる発達／20　　3. 人間らしさの生涯発達／21

2. 心身の発達と環境 ……………………………………………………………………… 22
　　1. 愛　着／22　　2. 感情と情動／23　　3. 感　性／24
　　4. 知能・言語機能・記憶／24
　　5. 感　覚／25　　6. 運動機能／25
　　7. 遊びと心身の発達／26

3. 社会環境と保育 ………………………………………………………………………… 27
　　1. 脳と保育／27　　2. 保育の変遷／29　　3. 保育の課題／30

4. 社会環境と学校教育 ……………………………………………………31

 1. 教育の始まりと発展／31　2. 日本の教育の変遷／32　3. 教育の課題／34

5. ライフサイクルの転機と心身の健康 ……………………………………36

 1. 思春期／36　2. 更年期／36　3. 高齢期／37

第3章　環境と人間の生理機能

1. 内部環境の恒常性 …………………………………………………………39

 1. 地球環境／39　2. 細胞の環境／39

2. 酸素を身体に取り込むしくみ ……………………………………………40

 1. 呼　吸／40　2. 酸素の運搬／41　3. 低酸素などへの適応／42

3. 酸素や栄養を運ぶしくみ …………………………………………………44

 1. 心　臓／44　2. 血圧の調節／44

4. エネルギーを身体に取り込むしくみ ……………………………………45

 1. 消　化／45　2. 血糖の調節／46　3. ビタミン／48

5. 酸素とエネルギーに依存する脳 …………………………………………49

 1. 心と脳／49　2. 脳をつくる神経細胞／49　3. 身体の一部としての脳／51

 4. 脳の発達と環境／53　5. 脳の機能障害／53

6. 温度変化に対応するしくみ ………………………………………………54

 1. 脳の温度と体温調節／54　2. 暑さと寒さへの適応／54　3. 体温の異常／55

7. 地球の自転に対応するしくみ ……………………………………………56

 1. 体内リズム／56　2. 生理機能のリズム／56　3. 体内リズムと環境／57

8. 体液の変化に対応するしくみ ……………………………………………58

9. 環境の変化を受け取るしくみ ……………………………………………60

 1. 感覚の特徴／60　2. 体性感覚／61　3. 特殊感覚／61

第4章　ストレスへの対応

1. ストレスとは ………………………………………………………………65

2. ストレスと自律神経系 ……………………………………………………67

 1. 自律神経系／67　2. ストレスと交感神経─副腎髄質系／70

もくじ　*vii*

3. ストレスと内分泌系 ………………………………………………………………71
  1. 内分泌系／71　　2. 副腎皮質ホルモンとストレス／71
  3. 種々のホルモンとストレス／72

4. ストレスと脳 …………………………………………………………………………73

5. 外部環境によるストレス ……………………………………………………………73

6. 身体的ストレス ………………………………………………………………………74
  1. 痛　み／74　　2. 痛みによる身体の反応／75　　3. 痛みの評価／75
  4. 痛みへの対処／75

7. 心理・社会的ストレス ………………………………………………………………76
  1. 職業とストレス／76　　2. 心理・社会的ストレスへの対応／77
  3. 高齢者のストレスと対応／78

8. 死へのストレスと受容 ………………………………………………………………78
  1. 死の三徴候／78　　2. 脳　死／79　　3. 死の受容／79
  4. QOL：クオリティ・オブ・ライフ／80

第5章　生活環境と健康

1. 健康な生活をめざして ………………………………………………………………81
  1. 健康の概念／81　　2. 病気とその予防／82　　3. 社会環境の変化と健康／83
  4. 衛生環境の変化／83

2. 生活習慣と健康 ………………………………………………………………………84
  1. 望ましい生活習慣／84
  2. 栄養過多や運動不足などの生活習慣が引き起こす問題／85
  3. カルシウム不足と骨粗鬆症／89

3. 生活環境に依存する生体の免疫反応 ………………………………………………90
  1. アレルゲンとアレルギー／90　　2. 子どものアレルギー／91
  3. 花粉症とスギ林／93

4. 生活環境中に含まれる健康への有害物質 …………………………………………94
  1. 有害物質の生物濃縮／94　　2. 環境ホルモン／95　　3. ダイオキシン／95
  4. 化学物質過敏症とシックハウス症候群／96

5. 食生活の新たな問題 …………………………………………………………………96

第6章　環境問題と人間

1. 環境問題の地球規模への拡大……………………………………………………………101

　　1. 地球環境問題とは／101　　2. 環境悪化の原因と循環型社会への変換／102

　　3. 公害から持続可能な発展へ／103　　4. 新興国の問題と先進国の責任／105

　　5. 日本人の生活と地球環境問題／105

2. 地球環境問題の各論……………………………………………………………………106

　　1. 地球温暖化と気候変動／106　　2. オゾン層の破壊／108　　3. 酸性雨／109

　　4. 森林破壊／109　　5. 海洋汚染，サンゴ白化と漁場の崩壊／110

　　6. プラスチックごみ／110　　7. 砂漠化と地下水の問題／111　　8. 廃棄物問題／112

　　9. 生物多様性の減少／112　　10. 伝染病拡散／114

3. 環境保全運動と環境革命………………………………………………………………114

　　1. 環境保全運動の歴史と環境 NGO ／114　　2. 市民意識の高まり／115

　　3. 行政の取り組み／117　　4. 企業の取り組み／118　　5. エネルギーの変換／119

　　6. 情報技術と環境保全への関わり／121　　7. 環境教育と生涯教育の重要性／122

文　　　献 ………………………………………………………………………………125

さ く い ん ………………………………………………………………………………135

第1章 地球環境と人間

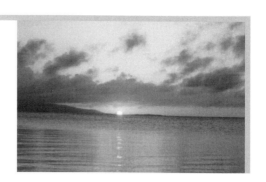

1. 海と太陽と生命

1. 太陽と海の恵み

　現代の私たちは地球を離れ，遠く宇宙にまで行くことが可能になった．ただし空気と水と食料に加えて，寒さ，暑さ，紫外線などから身を護る手段を備えていない限り，私たちは地球の外で生きることはできない．地球は生物が生きる上で不可欠な空気と水，食料を生み出し，適切な温度を備えている太陽系唯一の天体である．

　広い宇宙の中で，地球は太陽からのエネルギーが届くほどよい位置にある．太陽から受けるエネルギーに依存して非常に暑い土地や寒い土地もあるが，地球の平均温度は約15℃で，生物の生存に適した温度に保たれている．これには太陽の恵みに加え，海と大気が関わっている．海は地球表面の約70%を覆っている．海水は太陽の熱で温められ，大気中で雲となり，雨あるいは雪となって地上に降り注ぐ．水が液体・固体・気体の状態を循環する条件を地球だけが備えている（図1-1）．スウェーデンのファルケンマーク氏（M. Falkenmark）は，水が地球あるいは生物圏内の血潮であると述べている．海との間に平衡を保ちつつ形成された大気が，太陽の光の届かない夜にも地上に太陽のエネルギーを蓄え，昼と夜の温度差を少なくする方向に働いている．

2. 地球の誕生

　地球が誕生したのは約46億年前のこととされる．初期の地球には周囲の微惑星が次々と衝突し，衝突のエネルギーで1,000℃以上になったらしい．衝突した岩石や原始地球の大部分は溶けてマグマを形成し，揮発性成分は原始大気を形成した．二酸化炭素や水蒸気，窒素などからなる原始大気の層が地球を覆い，微惑星の衝突の度に熱を蓄え，地球は益々高温となった．

　周囲の微惑星の数が減り，衝突が少なくなるにつれて，地球表面は徐々に冷却し始め，大気中の

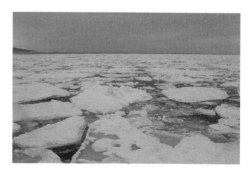

図1-1　水の循環—海と流氷と水蒸気

水蒸気は雨となって地表に降った．長い間雨が降り続いた結果，およそ40億年前に原始海洋が形成されたと考えられている．海洋が二酸化炭素を溶かし込むと，大気中の二酸化炭素は減少し，二酸化炭素による温室効果が減少して地球表面の温度はさらに下がっていった．そして約38億年前に原始的な生命が誕生したとされる．

3. 生命の誕生

初期の生命は海で誕生した単細胞生物で，海水中の物質を取り込んで成長・増殖する原核生物だったと考えられている．やがて水と二酸化炭素と太陽のエネルギーを利用して光合成を行うらん藻類が出現し，豊富な材料をもとに増殖し続け，酸素を放出するようになった（図1-2）．

生物と酸素 海水中に酸素が増加すると，生物は酸素を利用する手段を持つように進化した．その手段が呼吸であり，二酸化炭素と水から光合成で作った有機物を，今度は酸素を使って効率的に分解してエネルギーとするようになった．酸素のもつ酸化分解作用は一方では生物にとって有害である．生物は酸素を利用しつつ，酸素から身を護るために細胞中の過剰な酸素を無害化する酵素（スーパーオキシドジスムターゼ（SOD），グルタチオン，カタラーゼなど）を備えるようになった．酸素から身を護る手段を持たない嫌気性生物の多くは絶滅していったと思われる．

オゾン層と地球環境 酸素を取り入れる生物にとって，太陽光線に含まれる紫外線が遺伝子に傷害を与えることは重大な問題であった．生物はその後，約20億年をかけて遺伝子を保護する核膜を備えた真核生物へと進化していく（図1-3）．生物自体が核膜という手段で紫外線に対応していく一方で，地球環境そのものにも，紫外線に対応するような変化が起きた．光合成の結果，海水中に放出された酸素はやがて海水中に飽和し，大気中にも放出

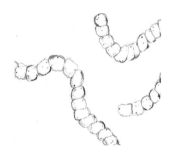

図1-2 らん藻（ネンジュモ）—1列につながって生活する10μmほどの細胞

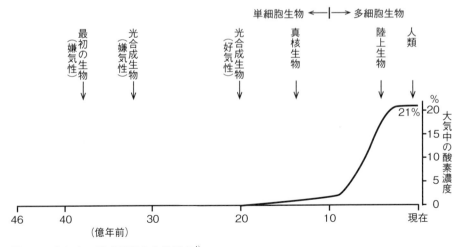

図1-3 大気中の酸素濃度と生物進化[i]

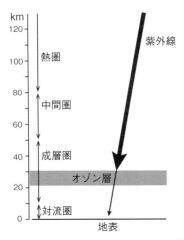
図 1-4 紫外線を吸収するオゾン層[ii]

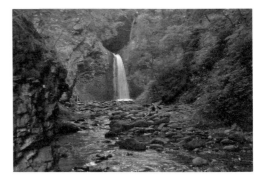
図 1-5 水辺—植物の繁栄

されるようになった．大気中の酸素が増えると，酸素は上空まで拡がり，地上約 25 km 付近に達した酸素分子（O_2）は，波長の短い紫外線によって分解されて酸素原子（O）となり，酸素分子と反応してオゾン（O_3）を生成した．オゾンは紫外線によって分解されて酸素分子と酸素原子となる．オゾン層はこのような反応の平衡状態の上に作られた（図 1-4）．紫外線は生物の遺伝子を傷害するが，紫外線を吸収する性質を持つオゾン層の形成によって，地上に達する紫外線の量が徐々に減少し，陸上でも生物が生存できる環境が整い，約 4 億数千万年前に生物は陸に上陸できるようになった．シダ植物などの緑色植物が地上に繁栄し，光合成によって大量の酸素を放出した（図 1-5）．

4. 人類の出現と進化

約 10 億年前，同じ遺伝子を持つ細胞同士が集まって生活する多細胞生物が現れた（図 1-3）．多細胞生物は単細胞生物が行っていた分裂や出芽による生殖に加えて，受精による生殖を行うようになった．多細胞生物は光合成をする植物界，光合成をせず摂食によって栄養を取る動物界，さらに菌界を形成し，環境に適応しつつ多様な進化を遂げていった．現在地球上の生物は動物が約 135 万種，植物が約 40 万種といわれる．未知の生物を含めると少なくても 2,000 万種の生物がいるとされる．

人類の誕生　ゴリラやチンパンジーなど，人と似ている類人猿は約 2200 万年前に出現した．原始的人類であるアウストラロピテクスは約 400 万年前に誕生し，その顔貌がサルに似ていることから猿人ともいわれる．エチオピアで 1974 年に発見された猿人の化石 Lucy は，骨格から身長約 1.1 m，体重 27 kg，骨盤の形から直立二足歩行をしていたと推測されている．猿人は赤道付近の温かいアフリカで家族中心の小さな集団を作って生息していたようである．

環境適応と人類の進化　ついで火を用いたと思われる北京原人，ジャワ原人などの原人，ネアンデルタール人などの旧人が現れ，約 20 万年前には現代人と同じ種（ホモ・サピエンス）に属する新人が出現した．新人は火を用いただけでなく，様々な種類の石器を駆使して狩猟や採集をしていたらしい．人類は火を使い身体を暖めることができるようになって生息地を広げ，新たな地域で環境に適応していった．その頃のものと思われる埋葬の跡や身体の装

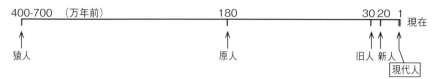

図1-6 人類の歴史—猿人から現代人の出現まで

飾品，壁画などが残っている．

約1万年前には気候も地形も現在と近いものになり，現代人が出現した．人類の出現から現代人の出現までに人類の歴史の99％以上を費やしたといえる（**図1-6**）．人類は米，麦などの植物の栽培を発明し（**図1-7**），牧畜も始まり，それまでの移動生活によって食糧を獲得する時代から，自ら自然に働きかけて生産する時代へと移行していった．一か所に定住し，食料が安定に確保できるようになると，人口が増え，人々は気候が温かく，水が豊富にあり，肥沃な生産に適した土地に集まって社会を形成するようになった．

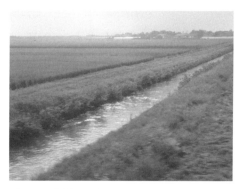

図1-7 農耕と灌漑

大河と四大文明

チグリス・ユーフラテス川やナイル川，インダス川，黄河のような大河は定期的に氾濫し，氾濫後の大地は肥沃になるので，流域では農耕が発達した（**図1-8**）．一方で，これら大河を治水し，灌漑を行うことは大変なことであり，人々はそのための知恵を絞り，協力し合った．やがてこれを管理統制する力が必要とされ，強大な権力が生まれ，社会制度が作られ，国家の形成につながった．人々はさらに生産性を上げようと，気候や自然，天文について学ぶようになり，河川の氾濫や種まきの時期を知るための暦（メソポタミアの太陰暦，エジプトの太陽暦など）を作った．また，測量の必要性から幾何学や数学，記録の必要性から文字が発明されるなど，文化が発達し，文明が築かれていった．これらの地域で発展した四大文明（メソ

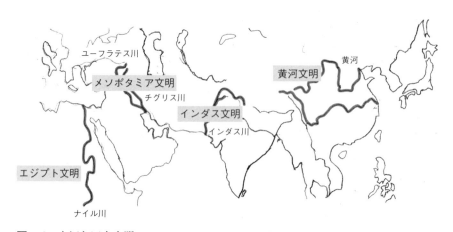

図1-8 大河と四大文明

ポタミア文明，エジプト文明，インダス文明，黄河文明）は次第に周辺の地域に拡がり融合して，さらに発展することにより，現代につながる非常に高度な文明が作り出され，人類は地球上に大きく繁栄していくこととなる．

5. 人間の特異性

　人間に最も近いといわれるチンパンジーと人のゲノムを調べると，1.2％しか違わないといわれている．このわずかな遺伝子の違いが人間とチンパンジーの大きな差を作っている．

（二足歩行）　人間とチンパンジーでは骨格が明らかに異なっている．人間はまっすぐに立ち，二本の足で歩くことができるような骨格，つまり地面に対して垂直な背骨と上半身の重みを支えることのできる盤状の骨盤を備えている．二本足で歩く人間は，手で体重を支える必要がなく，手が自由に使える．自由になった手で私たちの祖先は道具を作り，使うようになった．手の指の機能の分化も進み，親指が他の4本指と対向的に並んでいることは，物を握ったり，動かすのに便利である．一方，足の親指は他の指と並列に並んでいるので，物を掴むのには適さないが，重い体重を支えて歩くのには有利である．サルでは，足の親指は短いが他の指と対向して並ぶために物を握るには適しているが，長時間直立二足歩行をするのには適していない．

（思考する人間）　手の指を使った微細な動きは，手の指先を支配する脳の発達を促した．また，直立二足歩行により広い視野を獲得したことも環境への適応能力を高め，脳の発達を促したものと考えられる．脳の中でも発生学的に新しい大脳新皮質が著しく発達した結果，言葉の理解や組み立てなど様々な機能が分担されるようになった．直立姿勢によって，発声に関与する咽頭や口腔部分が拡がり，音の共鳴が容易になり，複雑な音声の調節も可能となった．こうして人間が獲得した言語機能は他の動物に真似ができない．大脳新皮質の中でも，発生学的に最も新しい前頭葉とくに「前頭連合野」が著しく発達した結果，人間は思考する手段をも獲得した（p.52参照）．こうした人間の特異性が，文明の構築を可能にしたと思われる．

2. 命 の 循 環

　「万物は土より生まれて土に帰る」との言葉が示すように，人間だけでなく，すべての命は地球上の成分を材料として生まれ，生を終えてまた地球に還るという命の循環を繰り返している．
　生物圏では植物が太陽のエネルギーを基に二酸化炭素と水と無機物から作り出した有機物を，動物が栄養源とし，ある動物は植物だけでなく動物をも栄養源として酸素を使って生きている（図1-9）．微生物は植物や動物の死骸や排泄物などを分解して栄養とし，二酸化炭素や無機物を作り出す．このように動物，植物，微生物は互いに関係しあいながら，バランスを保って生きている．

1. 生態的ピラミッド

　食物連鎖で繋がっている生態系において，植物（生産者）は草食動物（一次消費者）や肉食動物（二次消費者），大型肉食動物（三次消費者）のエネルギー源となる．各栄養段階の生物を個体数や生物量，エネルギーの生産力で比較すると，一般に生産者が最も多く，一次，二次，三次消費者の順に減少する（図1-10）．この関係は生態的ピラミッドといわれる．

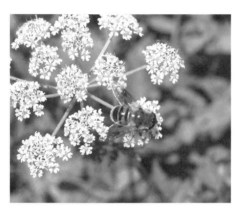

図1-9 命の循環—植物と動物の共生

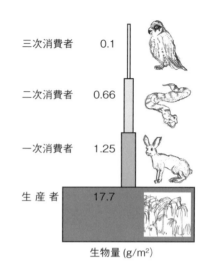

図1-10 生態的ピラミッド—生産者と消費者（生物量の数値[iii]）

人間も生態的ピラミッドの中で生きている．人間が植物（穀物）だけを食べて生活するのに比較して，肉食を中心とする食生活ではそのおよそ10倍の穀物が必要と推定される．その理由は，たとえば1 kgの牛肉，豚肉，鳥肉を作るためには，穀物はそれぞれ10 kg，4 kg，2 kg必要だからである．肉食を中心とする先進国では，約8割の穀物が家畜の飼料として用いられている．

2. 人間と植物

人間は農耕を始めて以来，植物を栽培して食料を得るようになった．文明が発達するにつれて，植物を燃料，住居，紙，衣服，薬品などの原料として用いるようになり，さらに太古の植物の死骸である石炭や石油をエネルギー源として使うようになった（p. 12参照）．近年開発されたセルロースナノファイバー（CNF）も植物の細胞壁を原料としたもので，鉄の5分の1の軽さで5倍以上の強度，非常に細い繊維で耐熱性にも優れ，夢の素材として自動車部品や電化製品などへの応用が進められている．リグニンとよばれる樹木成分をエネルギー源などへ再利用する試みもある．

森と人間　地球上の生物の約90％は緑色植物で占められ，陸上の植物の90％が森林に存在する．森林は光合成によって二酸化炭素を吸収して酸素を発生させ，地球温暖化を抑制する．また森林の土壌は水を貯え，その水は蒸発して雨を降らせ，水が循環する．さらに動植物の死骸や排泄物は森に棲む微生物によって分解され，栄養分として土壌に貯えられる．森林はまた，様々な大気汚染物質を吸収し，大気を浄化する作用もある．子どもを森林で遊ばせる「森の幼稚園」は，西欧で始まり，1980年代以降日本にも拡がっている．子どもたちは森林で体を自由に動かし，免疫力が高まって健康な身体となる．様々な生き物に触れ

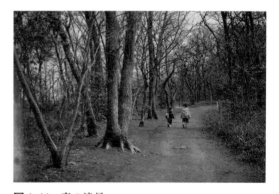

図1-11 森の遠足

ることで共感や思いやりの心も育つといわれる（**図 1-11**, p. 77 参照）．

熱帯林と生物多様性，森林消失問題，木材貿易等については，6 章で述べる．

3. 人間と動物

人間は古くは狩猟や漁労によって食糧を得ていたが，動物を家畜化することによって持続的に食糧を確保できるようになった．動物の肉，ミルク，卵などの食用としてだけでなく，毛皮や皮革，羽毛，羊毛などが衣服の材料に利用された．家畜の用途はさらに拡がり，農用家畜，愛玩動物，実験動物としても用いられている． 2016 年の日本の肉類の輸入量は 1960 年と比べて約 70 倍に達している．魚介類などの輸入も同様に増加しており，この増加は人口の増加をはるかに上回っている．

野生動物は乱獲され，家畜や外来種に追われ，棲みかである森林が大規模に破壊されるなどして，その数は急激に減少している（p. 112 参照）．

地球上の動物は喰うか喰われるかの関係にあるばかりでなく，寄生や共生など何らかの相互関係を持ちつつ生きている（**図 1-9, 12**）．喰うか喰われるかの間柄の動物でも，互いに棲み分けることによって無用な殺傷を避けて平和な暮らしを営んでいる．人類もかつては肉食動物の餌食にならないように知恵を絞ったと思われるが，近年は森林破壊が影響し，互いのすみかを脅かしていることも多い．

コンパニオン・アニマル 動物は時に人間の重要なパートナーとなる．コンパニオン・アニマル（companion animal, 伴侶動物）という呼び名も浸透しつつある．盲導犬は，もともと戦争で失明した人の社会復帰に貢献すべく，ドイツから贈られた経緯をもつ．犬の優れた嗅覚は災害の救助や麻薬の探知にも役立つ．動物が人間に平等で，相手を金銭や能力で差別しないためだろうか，動物に癒される人は多い（**図 1-12**）．アニマルセラピーの取り組みもある（p. 77 参照）．たとえば人間がイルカと泳ぐことで，人間側の病が軽減することがある．ただ，イルカと泳ぐツアーが観光の目玉となっているようなケースでは，イルカ側がストレスを感じ健康被害を被ることもあるといわれる．

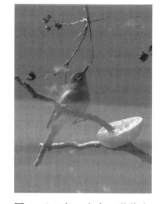

図 1-12 庭の小鳥—動物と人の共生

4. 人間と微生物

顕微鏡でしか観察されない生物を微生物とよぶ．微生物には細菌類やらん藻（p. 2, **図 1-2** 参照），ウイルス，原生動物，藻類，地衣類，菌類などがある．微生物は空気中，水中，土中，生物の身体など様々な場所で，好気的呼吸や発酵のような嫌気的呼吸，光合成など様々な方法でエネルギーを獲得している．人間と微生物の関わりは実に多様である．

病原菌の克服 大昔，人間は大きな強い動物と戦う必要があった．現在そのような危険性はほとんどなくなったが，かわりに多くの微生物，病原菌に苦しめられている．現在の人間の健康の維持は，サルモネラ菌や結核菌，エイズウイルスなど病原菌との戦いの上に立っているといっても過言ではない．ただし，微生物のすべてが人間に害を与えているのではない．人体に侵入して病気を起こす微生物は 2,500 種類ほどで，全微生物のわずか 0.1% に過ぎない．

微生物の中には特定の微生物の繁殖を抑えるものがある．1928 年，フレミング（A. Fleming, 1881-1955）は青カビが結核菌の繁殖を抑えることを見出し，このカビが作り出す物質をペニシリンと名づけた．ペニシリンの発見は多くの結核患者を救うこととなった．大村智博士は微生物が産生するエバーメクチンを発見し，この化合物からイベルメクチンという薬が開発されたことで，アフリカで寄生虫感染（オンコセルカ症）に苦しむ大勢の人々が救われている．ペニシリンやイベルメクチンは抗生物質とよばれる．人の腸内細菌には人と共生し，病原菌の繁殖を防いでいるものもある．抗生物質を使用して，これら有用な腸内細菌を殺してしまうと，菌交代現象が起こり，害になる細菌が腸内に増殖して腸内感染の症状を現すこともある．

醸造など　人類は昔から微生物を利用して食べ物をも作ってきた．紀元前数千年前のものと思われる壁画には，酵母菌を使ってビールやパンを作る様子が描かれている．バターやチーズ，納豆などの発酵食品，醬油，味噌などの醸造食品，調味料などは，いずれも微生物の恩恵によるものである．廃棄物の処理問題が山積みになっている現代社会においては，微生物が有機物を無機物に分解し，環境保全にも一役買っている．

3.　文明の発達と衣食住

　人間は高度に発達した脳を使って自然環境に働きかけ，生活しやすい環境を作ってきた．寒さから身を護る衣服や，十分な食物を持続的に手に入れる方法を工夫し，敵から身を護り安心して過ごすことのできる住居を作り，世代から世代へと伝えてきた．またエジソンの発明した電気が人々の夜間の生活を可能にしたように，だれかが何かを発明すると，沢山の人々の生活はその影響を受けて様々に変化する．

1.　衣文化の発展

　なぜ人間だけが衣服を纏うかについては諸説あるが，基本的には身体を覆う毛を持たない人間が，寒さや暑さや外敵から身を護るために衣服を創り出し，やがて民族毎に様々な意味を持った独特の文化として発展したものと思われる．

　スペインのレバント地方に存在する岩壁画によると，紀元前 8,000 年～3,000 年頃すでに男性はズボン，女性はスカートらしいものを纏い，腕輪もつけている．15 世紀のイタリアの画家ボッティチェリによる「ビーナスの誕生」の絵にあるベールや，11 世紀の紫式部による源氏物語の絵巻物にある十二単衣などからは，人間が衣服によって究極の美を映し出そうとする姿が伺われる．また法王の僧衣やイスラム教徒のベールのように宗教心を表すもの，スポーツウエアのように運動を容易にするもの，礼服のように社会的習慣を表すものなど，衣服の役割は実に多様である．

衣服の材料　衣服の素材も様々で，住む場所の気候の影響を受ける．紀元前 3,000 年頃より，エジプトでは暑さをしのぎやすい亜麻で織られた衣服が用いられていた（図1-13）．インドでは木綿，メソポタミアでは温かな毛皮の衣服が用いられていたようだ．日本では縄文時代には大麻，弥生時代には絹織物が用いられていたとされる．綿や麻はセルロースを主成分とする植物繊維，羊毛や絹はタンパク質を主成分とする動物繊維で，原料は限られており，やがて人々の需要を満たすには至らなくなった．

蚕が紡ぐ繭から作る，柔らかな肌触りと美しい光沢を備えた絹は珍重され，多くの化学者が絹のような人工の繊維を作ることに挑戦した．19世紀末には木材を化学薬品で溶かして繊維を作る方法が開発され，人造絹糸の工業化による大量生産が始まり，日本は1935年には世界第1位の生産国となった．1930年代には石炭や石油を原料として様々な高分子の化合物を作る技術も開発され，強くて軽いナイロン，羊毛に似たアクリル，強くてしわの出来にくいポリエステルなど，それぞれ特徴のある合成繊維（化学繊維）が大量に作られるようになった．合成繊維は急速に普及し，さらに薄く，さらに軽く，さらに肌触り良くと，次々と改良が加えられて現在に至っている．

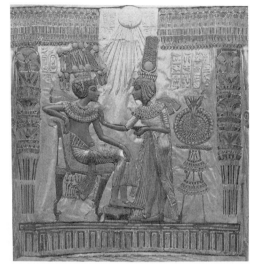

図 1-13　亜麻の衣服を纏う古代エジプトの王妃[iv]

近年では環境に配慮し，農薬や殺虫剤を用いないオーガニック繊維が見直されている．また，廃棄される商品も多い現代，合成繊維を不必要に大量生産しない試みも始まっているようである．

2. 食文化の発展

食べることは人間を含む動物の最も基本的な行動であり，そのために私たちには食欲や空腹感，消化器官や代謝器官など，食物を体内に取り込み，必要な物質を細胞に届けるための様々な仕組みが備わっている（p. 45 参照）．

人の文化は食べる本能に基づいて発展したといっても過言ではない．人類は米，麦などの栽培を機に栽培に適した場所に定住して文明が発展した．人類は一方では火を使って肉や魚を保存する方法を獲得し，食料として家畜を繁殖させた．紀元前後のローマですでに，食物の長期保存のために塩が利用されていたという．世界の各地で様々な食物の取得法，配分法，貯蔵法，料理法，食事の習慣ができ，食文化として伝えられた．食文化はさらに香辛料などの貴重な食品を求め，危険を冒して航海に出た人々によって，遠方の地域へも広められた．日本の食文化である和食は，自然の美しさや季節の移ろいを大事にしながら，地域に根ざした多様な食材を用いている．栄養バランスに優れ，健康的な食生活を支えるとして，近年世界で注目されている．

食物の役割や栄養についての学問は18～19世紀に発達し，栄養学として発展した．栄養素としては，糖質（炭水化物），脂質（脂肪），タンパク質，ビタミン，無機質がある（p. 46 参照）．

食の習慣と感性　身体を維持するための栄養を体内に貯える量は限られている．このため，ある一定の間隔で食事を取ることが必要となる．食事の習慣は民族や国ごとに大きく異なる．日本人は家族が揃う夕食を重視する傾向にあるが，昼間の暑さの厳しい国などでは昼食を十分にとって，午後の気温の上がる時間を休息に使う．食事の回数も日本は一日に3度だが，2度や4度の国もある．日本も平安時代までは一日2度の食事だったという．

美味しいものを親しい人達とテーブルを囲んで食べる楽しみは格別である（図 1-14）．昔から人々は，労働の後，食事をしながら共に今日の出来事を話し合ったりした．こうして，食事の習慣

ができたものと考えられる．食事の習慣は家族や社会が共有する大切な文化である．収穫のあとの祝祭は，どこの民族でも行われていたようである．また宗教や政治の場に，人間関係を媒介する手段として用いていたことも「最後の晩餐」「農民の結婚式」の絵や「会議は踊る」の映画から伺われる．日本ではお正月のお節料理，雛祭りや端午の節句，花見の宴，七夕と各地で人々が季節ごとの料理を作って楽しむ習慣がある．

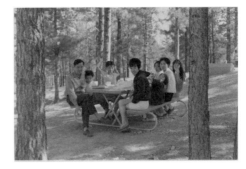

図 1-14　森で食事を楽しむ人々

　食事は人間の持っている味覚，嗅覚，視覚に訴えて人の気持ちに快感を与える．さらに空腹感を取り除き，私たちの気持ちに安心感をもたらす．人々の生活が豊かになるにつれて，食事に対する感性を備えていることが重要視されるようになってきている（p. 24 参照）．食事とともに磨かれる感性には，食事の内容より人のために食事を用意する喜び，食事を共に楽しむことの喜びを大切にしたい（p. 96 参照）．

3. 住環境の変遷

　人も動物も，厳しい自然環境の中で暮らしている．風雪をしのぎ，外敵から身を護るために，動物の多くは巣を作る．蜘蛛が巣の糸を張り，ミツバチが幾何学的模様の巣を作るのは本能であり，動物の子孫はその本能に従って，何千年もの間，同じ形の巣を作り続ける．

　人間は動物と異なり，住居を造る技術を習得して子孫に伝える．日本では縄文時代のものと思われる竪穴式住居の跡が見つかっている．その頃の人々は水はけの良い台地に住み狩猟生活を送っていたらしい．弥生時代になると農耕が始まり，人々は低湿地に生活の場を移し，作物の倉庫として高床の倉を造った．奈良時代になると，木の柱と壁，切妻の屋根からなる平地式住居が普及した．平安時代には貴族の住居として，寝殿を中心に幾つもの建物を渡り廊下でつなぐ寝殿造りが造られた．寝殿造りは広島県の厳島神社にみられるように，幾つもの建物が庭を囲み，広い敷地の回りを塀が巡らされている．そんな佇まいの中で昔の人は風流を楽しんだのだろうか．

　鎌倉時代に武士の勢力が強まると，一つの建物の中に多くの家族が住めるような工夫が施され，壁や間仕切りの道具が発達した．室町時代には主殿造りや書院造りが現れた（図 1-15）．こうした建築様式には，日本人の「わび・さび」と呼ばれる質素で単純化された美意識が窺い知れる．

　明治時代以降の日本の住居あるいは建築物は，西洋の建築様式の影響を受けて鉄やコンクリートが使われるようになり，大きく変化していった．当初は，日本の風土を反映したような特徴，たとえば高温多湿の気候に合わせ通気性を工夫した木材建築（図 1-16），庭や塀を設けるなど，至る所に風情がみられた．茶室，床の間，違い棚，書斎，縁側など，心のゆとりを表す部分もあった．戦後の近代建築（モダニズム建築）は，西洋の建築様式に日本古来の文化を融合させたものが多い．1964 年に丹下

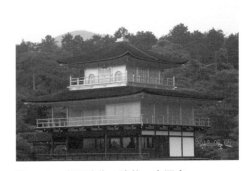

図 1-15　室町時代の建築—金閣寺

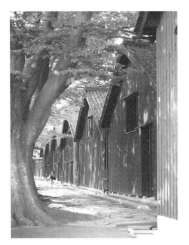

図 1-16 自然の中に佇む建物—酒田の米蔵

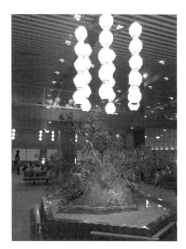

図 1-17 近代建築—ホテルオークラ旧本館のランタン

健三（1913-2005）の設計により建設された近代建築の代表作とされる代々木体育館の吊り構造の屋根には，和の心が優雅に映し出されている．1962 年に完成したホテルオークラ旧本館は，藤の花や古墳時代の首飾りをイメージした照明（**図 1-17**），障子越しに竹が透けて見えるなど，日本の工芸美を集約した建築物として人々に愛されたが，2015 年老朽化のため閉館した．

現代の都市の住宅は，西洋諸国に比べて極端に狭い．床の間どころか書斎を備える住居も都会では珍しいだろう．断熱材で気密性が高められ，暑さ寒さは以前より軽減された．震災の度に耐震性も向上し，超高層建築や巨大建築は次々と建てられている．

住居の機能　住居の持つ基本的な機能は，①他人や他の動物，自然環境などから身を護る，②家族が安心して社会生活を営む，③身体的，精神的，社会的に健康な生活を営むことである．このうち③の身体的に健康であるためには清潔，精神的に健康であるためには安らぎ，十分な睡眠，家族との良好な関係などを持てる環境が重要である．社会的に健康であるためには利便性や安全性が重要である．①②③のような住居の基本的な機能を満たすには，その土地の湿度・雨量・気温・四季の寒暖差などの気候，土地に適した木材・石材・土材などの建築材料，住む人間の生業形態，社会的・文化的要因を配慮する必要がある．

吉坂隆正（昭和期の建築家，1917-1980）は人間の一日の生活を 3 つに分類し，完全な住居とは次の 3 つの生活を満足させる必要があると述べている．第 1 の生活とは生命維持のための生活，つまり休養，採食，排泄，生殖を中心とする生理的生活である．第 2 は物質的により豊かで，より便利な生活である．第 3 は人間らしい生活であり，言語などによる表現と遊びなどによるコミュニケーション，絵画などの創造，そして自分を省みる瞑想の生活である．

4. 変化する地球環境への対応

1. エネルギーの変遷

　北京原人の遺跡の灰の状態から，今から約50万年前に人類が日常生活の中で恒常的に火を使っていたことがわかる．すべての動物が現在でも火を恐れるのに対し，人間の祖先は火を恐れながらも火に興味をもっていたことが伺われる．火を創り出したことは人間が他の動物と違う進化を遂げ，現在の文化を創り出すための重要な一歩だったと考えられる．

　火の力を利用した画期的な出来事として，18世紀に火を力に変えた発明があげられる．1769年にイギリスのジェームズ・ワット（J. Watt, 1736-1819）は，石炭の火力を蒸気の力に変えてピストンを動かす蒸気機関を発明した．蒸気機関の発明で大きな動力を得ることが可能となり，人々は重労働から解放されたばかりでなく，生産力は著しく向上した．蒸気機関を利用した蒸気機関車や蒸気船の発明は，人々の行動範囲を大きく広げることとなった．

　20世紀になると石油が使われるようになり，さらに大きなエネルギーが取り出せるようになった．人々の生活は便利になり，自動車や飛行機など交通機関も発達した．産業の発展や生活の向上に伴い，使用するエネルギーの量も加速度的に増加していった．現在，日本はエネルギー資源の92％を輸入に頼っている．最も使われているエネルギー源は石油であり，約4割を占める．次いで石炭，天然ガスの順に多い．これら資源の消費は地球規模で進んでおり，いずれ枯渇する．自然資源を用いた再生可能エネルギーの導入が進められている（p.119参照）．

2. 電化社会

　1879年にトーマス・エジソン（T.A. Edison, 1847-1931）によって白熱電灯が発明された．現在の電灯に比べると10分の1程度の明るさであったが，それまでの光に比べれば画期的な明るさで，人々は休息するはずの夜間も昼間と同じように活動できるようになった．1938年には白熱電灯に比べて使用する電力が3分の1と少ない蛍光灯が発明され，1953年頃から日本の家庭にも急速に普及していった．深夜も営業する店が至る所にでき，人々の生活のリズムが多様化するようになった．20世紀後半には蛍光灯より寿命が長く，省エネ性能の高いLED（Light Emitting Diode）が発明された（図1-18）．

電気と生活　現在，私たちの生活は，電気なしには暮らしていけないほど，電化製品に囲まれている．1950年代の洗濯機や電気冷蔵庫に始まり，1970年頃からはカラーテレビやルームエアコン，電子レ

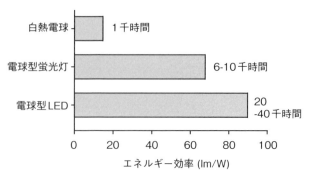

図1-18　各光源のエネルギー効率と寿命
E26口金ランプ（60W相当）の比較．数値は各ランプの寿命（経済産業省資料[v]）をもとに作成

ンジなどが一般家庭へ普及した．1990年代からは家庭用コンピューター（パソコン）が浸透した（p.15参照）．一歩家の外に出れば，交通機関として自動車や電車，飛行機が発達し，世界の隅々まで簡単に移動できる．ビルの中ではエレベーターやエスカレーターが人を運ぶ．留守の間には食器洗い機が食事の後始末をし，人工知能（AI）を搭載した掃除機が部屋をきれいにして帰りを待ってくれる．

1965年に比べると2010年の販売電力量は6.3倍に迄増加した．2011年の東北大震災以降は省エネ化が進み，販売電力量は一旦減少に転じたものの，2015年時点で1965年に比べると約5.5倍になっている．電力量の増加と共に人は動かなくなり，それは足腰の衰えとなって現れている．足腰など体の衰えを支えるのも，人口減社会の日本ではAIやロボットといった電化製品であろう．

3. 人口増加と都市化社会

世界の人口は，1804年に10億人に，1959年には30億人に達し，2011年には70億人にまで増加した．このまま増加しつづけた場合，2030年には約86億人に，2050年には約98億人に達すると予測されている（図1-19）．

日本の人口 日本の人口も，1872年に約3,481万人，1960年には約9,342万人，2010年には約1億2,806万人と増え続けた．しかし，その後はわずかに減少に転じ，現在は約1億2,659万人となっている．現在日本の人口は世界の1.7%を占め，世界で11番目に多い．日本の人口は今後少しずつ減少が続き，2030年には約1億1,913万人になると予想されている．日本の人口の男女年齢別構造を表した人口ピラミッドの推移を図1-20に示す．1950年にはピラミッド型であったが，少子高齢化が進むにつれて，釣鐘型に変わってきた．2014年には第一次ベビーブーム世代（65-67歳）と，第

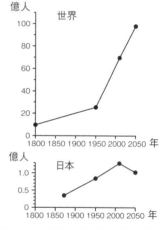

図1-19 世界（上）と日本（下）の人口の推移（総務省等のデータ[vi]をもとに作成）

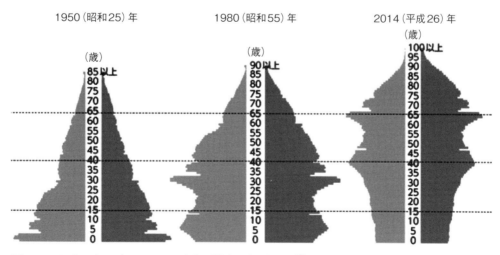

図1-20 日本の人口ピラミッドの変化（「厚生労働白書」[vii]より）

二次ベビーブーム世代（40-43歳）の2か所に膨らみを持ち，年少人口の減少のため裾が狭まったひょうたん型となっている．

都市化社会　世界の人口の約半分，日本では約86%の人が都市で生活をしている．日本の人口がわずかに減少する中で，東京都の人口だけを取ってみれば，1900年に比べ2018年には約7倍に迄も増え，現在も増加傾向にある．

　かつて，農耕技術の獲得によって大量の食糧を安定に確保できるようになった人類は，食糧や富のある地域に定住し，そこで都市が作られるようになった．18世紀の産業革命の際にも，工業や生産物の流通を中心とする地域に人口が集中し，産業都市が生まれていった．多くの人口を抱える都市では，食糧，住居，水，道路などを欠かすことができず，都市の快適さを図るために，上下水道，公園，教育，衛生など様々な工夫が凝らされ，今日の文明が築き上げられてきた．人々が仕事を求め，都市に流入するのは，昔も現在も同じであろう．

　人口の都市への集中は住居，交通機関，廃棄物，空気の汚染など，数多くの都市社会の問題を作り出してきた．自動車や冷暖房などのエネルギー消費によって大量の熱が発生し，さらに地面がコンクリートやアスファルトに覆われ，河川や緑地面積も少ないため，蒸散する水分が減少して気温が上昇し，ヒートアイランド現象が起こっている．東京では過去100年間で平均気温は3℃以上も上昇し，大気が不安定になりやすいために集中豪雨などの被害が増えている．このため現在ある緑を保全し，街路樹の植栽や屋上庭園の設置を推進して市街地の緑化を図るなど，様々な対策が施されている（図1-21）．植物の葉の裏にある気孔の開口を大きくすることで，二酸化炭素の削減を図ろうとする取り組みもあり，トヨタ自動車の開発したキルシェピンクは大気浄化効果の高い環境貢献型植物として知られる（図1-22，表紙カバー参照）．

4. 情報化社会

　人間は高度に発達した脳の働きによって，ことばによるコミュニケーションを行えるようになっ

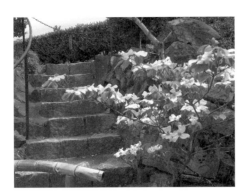

図1-21　都会で大気を浄化する植物

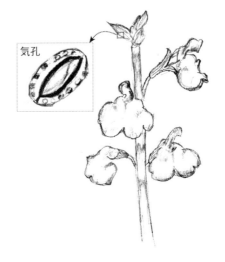

図1-22　大きな気孔で汚染した大気を吸うキルシェピンク[viii]

た．コミュニケーションは脳を一層発達させ，人は考えることができるようになった（p.5 参照）．以来，考えるためにその基本ともなるべき脳への刺激として，私たちは情報を求め続けている．

通信技術の発展　1454 年にグーテンベルク（JG. Gutenberg, 1400?-1468）が活字印刷を発明して以来，印刷技術が進歩し，本，新聞，雑誌などにより大勢の人に大量の情報提供が可能となった．1844 年に電信が，1876 年に電話が発明された．1920 年には米国で，1925 年には日本でラジオ放送が開始された．続いてテレビ，ビデオ，ファクシミリ（FAX）など，電波による音と画像の送信・受信が可能になった．コンピューターと通信技術とがつながってできた電子メールやインターネットは 1990 年代に世界中に急速に広まり，言語と画像を瞬時に世界中に発信したり受信することが可能となった．

　家庭用のコンピューターはパソコン（Personal Computer）とよばれ，日本では 1995 年以降に急速に普及した．1995 年のパソコンの世帯普及率は 15.6％だったが，2016 年に 79.1％とピークを迎え，2018 年現在は 78.4％となっている．ポケットに入る手軽なスマートフォンは地図や翻訳機能などアプリも多彩で，人は苦労することなく，ありとあらゆる情報を手に入れられる．かつては日本を訪れる観光客に対し「May I help you」と声をかけ，写真を撮ってあげる等，小さな触れ合いがあったものだが，そんな光景は今では珍しくなったろうか．近年ではスマートフォン等をインターネットにつなぎ，ネット上で交流するサイト（SNS：Social Networking Service）を利用する人が若者を中心に増えている．Twitter，Facebook，Line 等の SNS に登録すると，登録したもの同士で一定の情報を共有できる．SNS の利用率は 2016 年，10 代で 81％，20 代で 97.7％に及び，個人と一体化している．このように情報が量的・質的に向上した現代社会は，情報社会あるいは情報化社会とよばれる．

第三の波　通信技術とコンピューター機能の向上によってもたらされる情報技術（Information Technology：IT，アイ・ティー）の急速な進歩は，社会システムを大きく変えている．人間の歴史において革命的とも考えられるので IT 革命とよばれることもある．IT 革命は産業革命や農耕革命と対比される．米国のトフラー（A. Toffler, 1928-2016）は人類の文明の流れを波にたとえて，農耕社会を第一の波，産業社会を第二の波，現在の家庭生活，政治，経済のシステムなどの新しい動向を含めた情報社会を第三の波と呼んだ．

　人間は自分たちの思考によって生み出された科学技術の進歩によって社会のシステムを変え，新しい社会システムは人間に影響を与える．私たちは自然環境と社会環境という大きな二つの環境の条件下で生きている．私たちはそのどちらの環境にも依存しつつ，どちらの環境をも変える力を備えている．

5. 家族の変遷

　時実利彦著「人間であること」によれば，「人間には集団欲という本能があり，集団欲が満たされれば一体感や心の連携を覚え心が安定するが，満たされないと寂しさや孤独を感じ心が不安定になる」とされる．人が誕生して，最初に属する集団が家族である．家族に囲まれて，様々な脳の機能が発達し，家族と同じ言葉を話し，歩いたり走ったり出来るようになる．家族集団では，感情的に深く影響し合う特徴がある．

　日本の平均世帯人員数は 1920 年から 1960 年の間には約 5 人であったが，1970 年代には約 3 人となり，2017 年は 2.2 人迄減少している．世帯当たりの子どもの数は時代とともに減少し，兄弟

のいない子の割合は現在約4割を占める．

近年では単独世帯と夫婦のみの世帯の増加が著しく，双方で全体の半分を占める（図1-23）．1980年代に18.2%を占めていた単独世帯は2016年26.9%に，14.4%を占めていた夫婦のみの世帯は23.7%に増えている．1980年代の単独世帯は，親元を離れた若者の一人暮らしが多かったのに対し，現在では若い世代に加え，中年以降の独身者や高齢者もかなりの比率を占めている．未婚率の上昇，晩婚化，少子高齢化の影響に加え，子ども夫婦と同居をしなくなるケースが増え，65歳以上の高齢者を含む家族形態では夫婦のみ世帯と単独世帯の数が過去20年間で約3倍に増えている．血縁を中心とした家族関係が失われていく中で，同じ趣味や考え方を共通にする新しい家族のあり方が模索され出している．

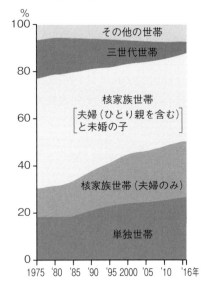

図1-23 家族構成の時代変化（「国民衛生の動向」[ix]より）

6. 職業の変遷

産業の変化と職業 産業別就業者の構成比は，時代と共に変化している．1920年代の日本においては，農業・林業・漁業からなる第一次産業の割合が約54%と最も高く，鉱業・建築業・製造業からなる第二次産業の割合が約21%，卸売り・小売業・飲食店やサービス業などからなる第三次産業の割合が約24%を占めていた．2015年には，第一次産業の割合は4%に迄極端に減少し，第二次産業の割合は約24%とほぼ変わらず，第三次産業の割合は67%と著しく増加している．その中でも近年に限ってみるならば，卸売り・小売業や製造業は減少傾向にあり，医療・福祉業が最も増加傾向にある．第三次産業の割合は主要先進国の多くの国において高い．職場の仕事は，生きる喜びに直結する間は問題がなかったが，仕事の効率の向上が求められるにつれて，役割分担が進み，単調な仕事を効率的に行うことが要求されるようになった．効率を重視するあまり，心を病む人は多い（p.76参照）．

女性の職業進出 1972年に勤労婦人福祉法，1985年に男女雇用機会均等法が制定されると，女性も職場に進出しやすい時代になった（p.29参照）．1997年を境に共働き世帯が専業主婦世帯を上回るようになった．少子高齢化が進み，2006年に男女雇用機会均等法が改定，2015年に女性活躍推進法が設けられた．図1-24に，日本の年齢，男女別労働率を示す．25-59歳にかけて，男性の94-96%，女性の72-82%が何らかの職に就いて働いている（2017年）．

高齢者と職業 65歳以上の高齢者の総人口に占める割合は日本の27%が最も高い（2017年）．日本の65歳以上の高齢者のうち，男

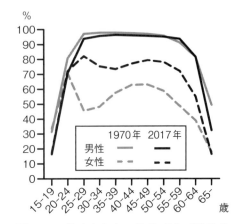

図1-24 働く人たちの時代変化（総務省データ[x]をもとに作成）

性では約 30％，女性では約 15％が何らかの形で働いている（図 1-25）．1967 年以降，米国では高齢を理由に退職を義務づける定年制を職場に設けることは禁じられている．米国の高齢者の権利を守る傾向はその後他の国にも拡がり，現在定年制を設けていない国にはカナダ，オーストラリア，ニュージーランド，イギリスがある．

7. 変化する地球環境と人類の対応

私たちが住む地球は，近年急速な変化を遂げてきている．変化の原因の多くは，人類が作り出しているといっても過言ではない．後に続く人類が満足して充実した人生を送ることが出来るためには，私たちはどう現在の地球環境に対応し，改良を加えてい

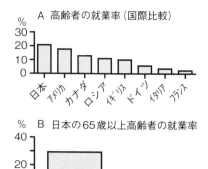

図 1-25　65 歳以上の人たちと職業
A：就業率の国際比較，B：日本の男女別 65 歳以上高齢者の就業率
（A,B：総務省データ[xi]）をもとに作成）

くべきなのだろうか（図 1-26）．人々が最新技術を用いて解決に向けて取り組んでいる具体的対応を数例述べてみたい．

① **人口増加**：急速に増加している世界人口のもと，衣食住，中でも食料不足が大きな問題である．大河の傍で発展した農耕のシステムだけでなく，水耕システムなど新しい食物製造法が開発され始めている．漁業では海を泳ぐ魚に頼るだけでなく養殖漁業が進んでいる．住居では空間の利用による高層住宅の建設が進んでいる．人間が生み出すごみ問題は深刻である．ごみの廃棄場所を探しても地球にごみが貯まることは解決できない．ごみの再利用に加えてごみを作らない製品の開発が進んでいる．

② **高齢化社会**：医療の進歩により多くの病気が克服され，人間の寿命は遺伝子で決められた最長寿命に近づいている．現在の高齢者に与えられた課題は死に至るまで身体的，精神的，社会的健康を保ち，自立した生活を送ることである．自立や介護を支援するロボットが開発されつつある．

③ **気候変動**：人類の生活レベルはエネルギーを使用して，これまでにないような快適な生活を営むことが出来るようになった．その代償として地球温暖化が進んでいる．世界のすべての人が環境悪化をもたらす要因を学び，対策を共に考える時期に来ている．

④ **自然環境**：地球は 46 億年をかけて現在の自然環境を作り出した．今，人間が破壊した自然環境を取り戻すために森林の保護など様々な力が注がれ始めている．

⑤ **ガイア仮説**：1960 年代にイギリスのラブロック博士（J. Lovelock）は，地球を自己調節能力を持ったひとつの生命体（有機体）とみなす説を発表した．この仮説はギリシャ神話の大地の女神に因んでガイア仮説と名付けられた．地球の大気は，その長い歴史を通じて様々な激しい変動に耐えながらも維持されてきた．これは，地球がフィードバックによって恒常性を保つ自己調節システムを有しているためと考えられる．現在では地球を，生物

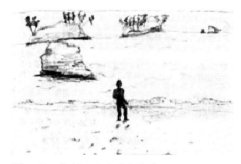

図 1-26　海辺で未来を想う昔の人

相と，海洋，大気，地殻やマントルとの相互作用を考慮に入れた一つのシステムとしてとらえる概念が普及しつつある．

　人は自らの健康を保つために，発がん性物質を避けたり生活習慣を改善したり，様々な努力をしている．地球の健康を保つために，温室効果ガスの排出抑制や森林保護などに努めることも，自然な行いであると考えることができる．

第2章 人間らしさの発達と環境

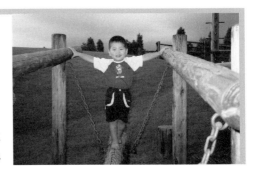

1. ライフサイクル

1. 命の誕生

すべての生物がそうであるように，人も命を次世代に繋いでいく．1個の受精卵が発達していく過程は，あたかも何億年という長い年月を経て，人類が単細胞から進化してきた過程を辿っているかのようである（**図2-1**）．

遺伝子と性差 人の卵子および精子が形成される際には，減数分裂により，卵子は常染色体22本とX染色体1本を持つようになる（**図2-2**）．精子は常染色体22本とX染色体1本を持つものと，常染色体22本とY染色体1本を持つものとが50％ずつの確率で生じる．卵子と精子が結合すると，性染色体がXXあるいはXYの組み合わせになるものが50％ずつ生じる．XXを受け継ぐと女性になり，XYを受け継ぐと男性になる．

胎児の発育 胎児は母親の胎盤を通して，酸素や栄養を取り込み，代謝の結果不要となった二酸化炭素や老廃物を排出することによって成長し続ける．妊娠8週には身

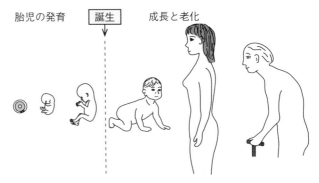

図2-1 人の一生

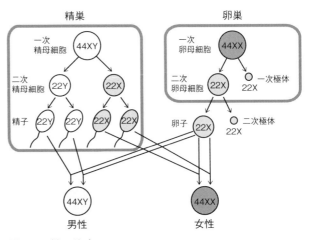

図2-2 性の決定

長が約3cmとなり，人間の外観を備え始める．耳や眼，口が発生し，手足の指も明瞭になる．4か月頃には心臓の拍動が活発になり，性の識別が可能になる．5か月には手足の運動が活発になる．8か月末には身長が約40cm，体重が約1,500gとなり，母親の声なども聞こえるようになる．9か月には赤ちゃんらしい体つきになるが，まだ皮下脂肪が少なく皮膚は紅色でしわを残す．10か月には身長は約50cm，体重は約3,000gとなり，出産を待つ．

発育と環境 誕生によって突然外の世界に放り出された新生児は，酸素を自分で取り込むために，まず呼吸を始める．しかし呼吸以外のすべてのことは親に助けを求めない限り生きることができず，積極的に人間と関わりを求める．初めのうちは泣いて要求を満たそうとするが，やがて微笑みによって養育にあたる人に喜びと楽しさをもたらす．成長とともに働きかける範囲を広げ，祖父母，兄弟姉妹，従兄弟など身近な人達から，保育所や学校などに人間関係を広げ続ける（図2-3）．そして自立するまでの長い時期を他人の助けによって過ごし，次第に多くの人との間に愛や信頼を築きながら自己を確立していく．

2. 機能ごとに異なる発達

身体の発達過程は器官ごとにパターンが異なる（図2-4）．重量の変化で比べると，まず脳・神経系が発達し，続いて他の諸器官が発達する．脳・神経系の重量は生後急激な成長を遂げ，6歳頃には成人の約90％まで発達する（神経型）．それに対し，一般的な器官である骨格，筋肉，内臓などの重量は体重や身長とほぼ類似し，出生直後と思春期の2つの時期に著しい発育を示すS字状曲線を描いて増加する（一般型）．思春期には，男児では筋肉が著しく発達し，女児では体脂肪が増加する．生殖器官の重さは児童期までは極めて低く，思春期に急激に増える（生殖型）．身体の防御機能であるリンパ系は思春期に成人の約2倍にまで発達し，その後徐々に低下する（リンパ型）．

一般に，各器官の重量が増えるにつれて各器官の機能も活発になると考えてよい．しかし，脳については例外で，重量が必ずしも機能を反映しない．脳の重さを左右する神経細胞の数，神経線維の長さ，太さとは別に，脳の機能は，ニューロンのシナプス形成や神経回路の働きによって大きく異なるからである（p.51参照）．シナプスや神経回路は，適切に使えば使うほど機能が高まる性質

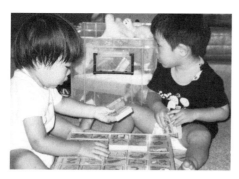

図2-3 幼児のコミュニケーション

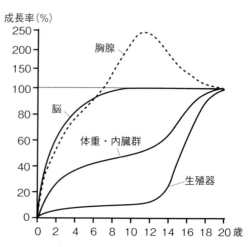

図2-4 器官ごとに異なる成長

を持つので,脳の発達には頭脳の使い方が特に大切である.

3. 人間らしさの生涯発達

様々な身体機能はある時期を境にそれぞれ異なる速度で衰え始め,その過程には著しい個人差がみられる(図 2-5).一方,人間の持つ高次の精神作用である思考,判断,感情,感性などを反映する人間らしさは,外的環境や内的環境の影響を強く受け,生涯をかけて発達する(図 2-6).外的環境要因には家族,仲間,学校,職業,社会,自然などがある.内的環境要因には遺伝子で決められた身体の成長,成熟,老化などをもたらす身体の中の要因が含まれる.人間形成にはこれらのすべての環境要因が関わっているが,特に人間が人間に及ぼす影響は大きい.愛や信頼に基づく豊かな人間同士の相互作用は人間性の発達に反映される.

精神作用を作り出す脳の神経回路は年をとってもある程度可塑性を失わず,特に統合機能は高齢になってもなお発達が可能とされる.こうしたことから人間は生涯発達するという考え方がなされている.

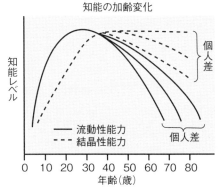

図 2-5 流動性能力(新しい環境に適応する際の能力)と結晶性能力(学習や経験に基づく能力)の生涯変化(柄澤秀昭[i)]に基づく)

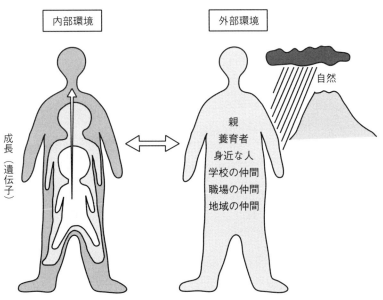

図 2-6 成長に及ぼす環境の影響

2. 心身の発達と環境

1. 愛　　着

　人間は非常に弱い存在として生まれる．特に生後1歳半までの乳児期は，生きることのすべてを養育者に頼らなければならない．この時期，乳児といつも授乳や排泄等の世話をする人（多くの場合母親）との間に強い心の絆が作られる．乳児と母親または養育者との間に出来上がる心の絆を愛着 attachment という．愛着とは「ある特定の人またはものに対して，情緒的に強い結びつきを形成すること」である．愛着が乳児に形成されると，乳児は愛着を示す行動（愛着行動と呼ばれる）をとる．乳児期における母親または養育者との間に生じる愛着の形成は，子どものその後の対人関係の発達の基礎になるといわれている．

　愛着行動は生後2〜3か月頃から，母親や周りの養育者に向けて泣く，微笑むという行動で始まり，次第に特定の人（多くは母親）の特徴を弁別し，後追いや抱きつきによって親密な関係を示すようになる（図2-7）．愛着行動は2〜3歳頃までが最も著しい．愛着対象の形成による安心感を基礎に，認知能力の発達に伴い，親や養育者以外の仲間と広く関わりを持つようになる．

刷り込み　オーストリアのコンラート・ローレンツ（K. Lorenz, 1903-1989）は，孵化直後のある短い期間に雛鳥が最初に出逢った対象（親鳥または親から離された場合は人間でもよい）の後をついて歩くようになることを見出し，この現象を「刷り込み」と呼んだ（図2-8）．刷り込みは発達の非常に限られた時期に学習される行動パターンで，この時期を臨界期という．人の乳児に見られる愛着行動も，刷り込みと同じように生得的に備わっている基本行動の一つといわれている．生得的な愛着行動は，脳の高次機能の発達とともに次第に社会的行動に発展するものと考えられる．

触刺激と発育　視覚や聴覚の発達が十分でない新生児期には，触刺激が心や身体の発達に大きな影響を持つ．米国のモンタギュー（A. Montagu, 1905-1999）は触覚経験を早期に遮断された子には，その代償行為として，指しゃぶり，耳や鼻や髪をひっぱったりいじったりする行動を誘発すると指摘し，子どもを撫でたり，抱きしめたり，愛撫することによる触のコ

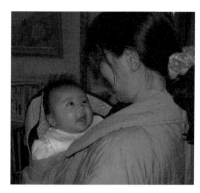

図2-7　母親にあやされて笑う乳児

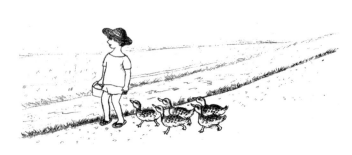

図2-8　アヒルの刷り込み行動[ii]

ミュニケーション（loving touch）が人間性の発達に欠かせないことを強調した．その点，添い寝やおんぶといった日本に古くから伝わる育児形態は，子どもの触刺激を満たしており，新生児に心地よいものである．米国の看護師ヴィマラ・マクルアー氏（V. McClure）も，幼い頃の肌の触れ合いが思いやりに繋がると考えた一人である．彼女はインドの孤児院で働いていた1973年，年長の子が幼子をマッサージする姿を日々目の当たりにして，そのことに気づいたという．その後，新生児のためのマッサージ（Infant Massage）を提唱している．

皮膚刺激は心の発育に加えて身体の発育にも重要である（図2-9）．ティファニー・フィールド氏（T. Field）は未熟児の全身を手で擦る刺激を続けた

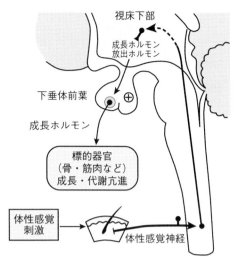

図2-9 体性-成長ホルモン分泌反射

ところ，刺激をしない未熟児に比べて体重の増加が早く，病院からの退院が早まったことを報告した．タッチ・セラピー（Touch Therapy）は子どもに限らず大人でも不安やストレスを軽減し，癒しの効果があるとされる．

2. 感情と情動

"気持ちがよい"とか"気持ちが悪い"などと表現するような受け身で主観的な人間の心のもつ働きを感情 affect, feeling と呼ぶ．感情は時々刻々変わりうるが，数時間あるいは数日にわたって続くような場合には気分 mood と呼ぶこともある．喜怒哀楽などの感情は，通常はそれに伴って発汗や心拍数の変化，涙が出るなど生体の反応が現れるので（図2-10），そうした生体反応を含めて情動あるいは情緒 emotion という．言語の発達していない子どもでは"気持ち"を聞くことは難

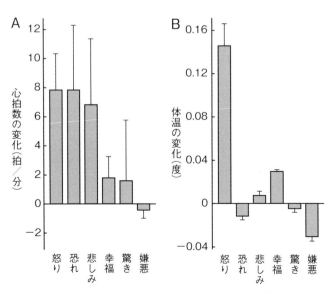

図2-10 ヒトの情動表出時における自律神経反応[iii]

24　第2章　人間らしさの発達と環境

しいが，身体の反応から“気持ち”を知ることができる．この場合は情動として感情を捉えることになる．医学的には身体の反応に注目して情動と表現することが多いが，一般的に心の働きとしては感情と表現しても十分に情動の意味を伝えることができる．

情動の発達　情動の発達・分化はブリッジス（KMB. Bridges）による古典的研究が知られる．脳の発達が十分に進んでいない新生児では情動は未熟であり，空腹時や暑さや寒さの不快な感情を泣き声で示したり，満腹になると満足の状態を示す程度である．2か月頃から相手の顔を見て微笑むようになり，3〜4か月頃には不快の感情から怒り，嫌悪，恐れが順に分化し，2歳で11種の感情に分化する．発達初期に見られる快，恐れ，怒りの感情は大脳新皮質の機能の発達に伴い，認識と関連しつつ分化する．5歳までには快は希望へ，怒りは羨望や失望へ，恐れは不安や羞恥へ分化し，成人と同じ17種の感情に分化するといわれる．

3. 感　　性

感性とは，「花を見て美しいと感じる」，「虫の声に聞き入る」，「美しい音楽を聴いて涙を流す」，「自己犠牲的な人間の行動を見て感動する」など，心に感じる気持ちをいう．人間の感性は動物に比べて著しく高度である．感性を持っているため，人は心，社会，自然の中の美しいものと美しくないものを感じ分けることができる．人の美しい心と行動，自然の美しさなどは，人間の感性に触れて人間に生きる喜びを与える．効率を求められる集団社会生活の中で，人が生きる気力を失いかける時も，美しいものへの感動が生きる喜びの元となる．

感性は理性や知性と対立すると考えられていたが，現在では感性は知性，理性の基本となるもの，あるいは共有し合う部分もあると考えられている．感性は人間個人にとって生きる精神的原動力となる意味で，この上なく大切であると同時に，人間と環境，あるいは人間と人間を結ぶ最も大切な絆となる心の働きである．

感性の発達　すべての人間は生まれたときに未熟とはいえ，すでに感覚を備えている．脳の発達とともに感覚情報を処理・統合し，感性を生み出す脳内のネットワークも拡がると考えられる．豊かな感性を育てるには，子どもの発達段階に合わせ豊かな環境を与えることが大切である．柔らかな皮膚刺激，子守歌，優しい語りかけなどが新生児に喜びの感情と認識をもたらしたとき，豊かな感性が育ち，社会に対する安心感が生まれる（p. 52 参照）．

乳幼児は，たとえば母親あるいは周りの人達が月を見る様子を真似て自分も月に興味を持ち，やがて月を美しいと感じる感性が磨かれる．また周りの人達の親切や愛情のこもった行為を真似て，他人に親切な行為をし，自分で喜びを感じたとき心の中に優しい感性が育つ．学校などでも子どもは音楽を楽しむことによって音への感性が磨かれる．言語を学ぶ際にも人とコミュニケーションを保ちたいとの欲求に基づいて学び，人間同士が分かり合える喜びを感じたとき，さらに学びたいという欲求が生まれる．

4. 知能・言語機能・記憶

知能の発達　知能は経験が増えるに伴って，年齢と共に発達していく．乳幼児期は，初めは模索的に試行錯誤を繰り返すことにより問題を解決しようとするが，この試行錯誤の記憶から，徐々に見通しを立てられるようになる．5〜15歳にかけて，積み木問題や絵画配列などの動作性の知能が先に発達し，その後一般的知識や理解などの言語性の知能が発達してくる．

2. 心身の発達と環境　　25

言語の発達　言語は人間が人為的に作りだした記号であるので，人間は幼いときから徐々にこれを習得していくことになる．脳の発達に伴い，最初は意味のないただの発声が，次第に何かの要求を示すなどの意味をもつようになる．個人差はあるが，早い子では生後10～11か月頃からママやパパなど，実際に意味のある言葉が発せられるようになる．さらに言語と事象の間の関係を理解し，語彙がゆっくりではあるが増えてくる．1歳半～2歳頃には急激に語彙が増加し，その後も増加を続ける．1歳半頃では1語文であったのが，2語以上の言葉を組み合わせて表現するようになり，2歳頃から簡単な文も作れるようになる．文法，語彙などの習得が進み，文の種類も増え，3～4歳頃には表現方法の発達が一段落を迎える．それ以降は表現を膨らませる，すなわち，語彙や表現を豊かにしたり，習得した言語を使って種々の知識を得るようになる．

記憶の発達　記憶を時間的な側面から見ると，最初に感覚性情報として0.5秒以内に脳の中に留まる感覚記憶，その後数分間留まる短期記憶，数分から数年または一生涯持続する長期記憶に分けられる．感覚記憶と短期記憶の絶対量は，遅くとも5歳までには成人のレベルに達するとされている．その後，年齢が増すにつれて処理スピードが速くなったり，知識が増すために記憶が容易になったり，論理的に覚えるようになり，記憶が発達する．ただし，記憶の保持に重要な大脳辺縁系の海馬が未発達のため，5歳頃までの記憶は失われやすい．たとえば漢字を憶えたとしても，繰り返し使用しないと忘れてしまう．

5. 感　　覚

　感覚機能は脳重量の増加に伴って発達し，比較的早く成熟する．新生児が空腹になると泣くことや，抱っこされると安心して眠ることなどから，感覚系が出生後早くから発達していることが理解できる．触覚は出生前の胎生期から生じている最初の感覚で，出生後さらに発達していく．

聴覚の発達　聴覚は胎生期にすでに働き始め，胎内で母親の血流の音や母親の身体の外部からの音に反応できる．胎教として音楽を聞かせようとする試みも行われる．新生児は音に敏感に反応する．生後3か月頃には音色も区別できるようになるらしい．7か月頃には音楽を好んで聞く態度を示す．4歳頃には成人と同程度の聴力を備えるに至ると考えられる．

視覚の発達　視力は生後2週間頃の新生児で0.03程度と非常に弱いが，2歳を過ぎる頃には成人とほぼ同じくらいに発達する．色覚は出生時にはまったくないが，生後3か月頃までには赤と緑の違いが分かるようになり，6か月を過ぎる頃には黄赤緑青の区別ができるようになる．注視は出生後まもなくできるようになり，母親の目を見つめるようになる．2か月を過ぎた頃から水平方向の追視が可能となり，4か月以降，水平方向以外にも様々な方向への追視ができるようになる．

6. 運 動 機 能

　乳児は，母親に抱きついたりお乳を吸うなど，生まれつき備わっている原始行動をするが，成長とともに自分の思うように身体を動かす運動を学んでいく．運動は，脳の広い範囲で作成されたプログラムに基づいて実行されるが，そのためには，多くの骨格筋の協調が必要となる．骨，関節の関与も必要である．さらに骨格筋に酸素や栄養を送る呼吸・循環系の働きも重要である．

　脳内では年齢とともに脳幹，間脳，大脳と順次機能の発達が進む（p. 49参照）．それに伴い首が

座る（3～4か月頃），一人で歩く（1歳頃），走る（2歳頃）と，次第に運動機能が発達する．3～4歳頃から外界の変化に対応する運動能力が発達し（図2-11），5歳頃に急激に向上する．この頃までの運動は多種類の運動を安全確実に行えるように試行錯誤を繰り返すことが大切である．筋力は男女ともに15～20歳頃まで急速に伸びてピークに達し，その後徐々に低下する．

運動機能も，知能や記憶などと同様に幼少時から発育に応じて適切に，そして積極的に使うことによって順調に発達する．逆に使わない神経回路や使わない骨格筋は漸次機能が低下する．その例として運動機能の発達に対するトレーニングの効果があげられる．トレーニングの効果は思春期に最も著しいが，年を取っても成長期ほど目立たないものの，効果がある．

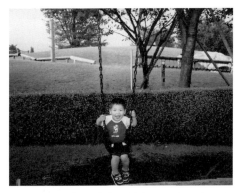

図 2-11　心身の発達—見守られながらぶらんこを楽しむ子ども

7. 遊びと心身の発達

大切な子どもの遊び　　江戸時代の浮世絵には子ども達が，かごめかごめ，鬼ごっこ，かくれ鬼，面子，鞠つきなど，様々な遊びを楽しんでいる姿が描かれている．日が暮れて夕食の支度ができるまで外遊びに興じる子ども達の姿は，20世紀迄は家の周りで日常的にみられていた（図2-12）．遊びは子どもの仕事といわれるように，子ども達の心身の発達にとって非常に有効であり重要である．走ったり跳んだりすることにより体力と運動能力を身につけ，転んで怪我をすることによって危険や痛みを学ぶ．ルールのある遊びや勝敗を通して，他人との関わり方を身につけ，大きい子は小さい子をいたわるなどの役割分担を学び，小さい子は大きい子を観察して約束事を学びとる．また，自然との触れ合いは情緒の発達に重要なだけでなく，免疫力を高める働きもある（p.6参照）．

危険なスマホ依存症　　21世紀に入り，大都会のみならず，日本中で子どもの遊ぶ姿をみかける機会が減っている．子どもの数が減少しているのも一因だが，それにも増してスマートフォンやSNSが目まぐるしい勢いで子ども社会にも浸透し，外遊びに代わってオンラインゲームに熱中する子どもも多い．ゲームに興じるあまり，ゲームをしないと落ち着かない，ゲームをする時間を自分でコントロールできないなど，ゲーム依存症に陥る子どもは中高生に限らず小学生でも増えている．WHOは2018年にゲーム依存症をギャンブルや薬物と同様な疾病の一つと指定している．

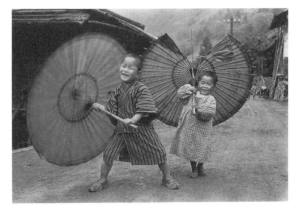

図 2-12　小河内村　傘を回す子ども（1937年頃）（撮影：土門拳）[iv]

スポーツの意義　　子どもの体力・運動能力調査によると

1975年頃までは体力の向上傾向がみられたが，1985年以降は程度の差はあるものの，体力の低下の傾向がみられる．特に立位体前屈，走り幅跳び，ボール投げの低下傾向は顕著である．こうした現状の中，体力作りをさせたい，あるいは社会性を身につけさせたいなどの理由で，親が子どもにスポーツをさせるケースが増えている．大人達が指導するスポーツ少年団，クラブチームなどに多くの子ども達が参加し，スポーツ種目もマスメディアが取り上げる野球やサッカー，水泳などが流行っている．スポーツの原義は「気晴らし」とか「遊び」を意味している．かつて，子どもがスポーツを行う理由としては「スポーツが好きだし楽しいから」「友達と一緒に過ごしたいから」という回答が多かった．指導者や保護者が試合の勝敗など結果に固執するようになると，バーンアウト（燃え尽き）症候群を生じさせ，結果的にドロップアウトや，2度とスポーツをしたくないという子どもを生むこともある．

3. 社会環境と保育

　脳が急速に発達する乳幼児期には，両親または養育者が持っている文化が人間の心や行動に大きな影響を与える．たとえばアメリカ人の家庭で育った子どもは，親と英語でコミュニケーションをし，ナイフとフォークを使って食事を楽しみ，お休みのキスをしてベッドで眠る（図2-13）．日本人の家庭で育った子どもは，当然のことながら日本語を話し，箸を使って食事をすることを覚え，挨拶をするときにはおじぎをすることを身に付ける．人は時代，地域によって異なる社会環境の影響を受けながら，その中に適応して成長していく．

1. 脳 と 保 育

動物の保育　哺乳動物の母親は生まれた仔に授乳し，添い寝し，毛繕いをし，餌を運び，敵から仔を護る．動物の母親はこれらの行動を，仔が自立の時を迎えるまで続ける

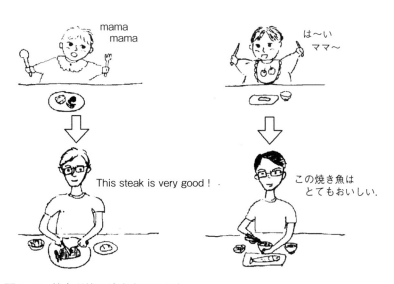

図2-13　社会環境に適応する子ども

（図2-14）．時には己を犠牲にしてでもなされる子育ては，動物の脳の中でも特に雌の視床下部に遺伝的に備わっている本能に基づいている．

> **人間の保育**

人間の場合，母性本能は大脳の連合野から強力な制御を受ける．特に前頭葉の連合野では，時代や文化，自然，経済といった自然・社会環境の影響のもとに多様な考え方が生じ，子育ての本能行動は様々に修飾され，人間の子育ては他の哺乳動物と違って多様な型をとる．人間の場合，母性はむしろ日々の暮らしの中で形成されていくものと思われる．

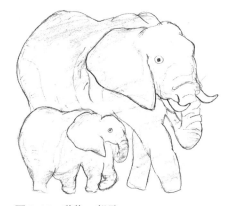

図2-14　動物の親子

社会環境が母親の子育ての本能行動に影響を与える顕著な例に，授乳形態を挙げることができる．分娩後，乳児が母親の乳首を吸うことが刺激となって，母親の体内では脳下垂体から分泌されるオキシトシンとプロラクチンというホルモンの分泌が増加し，乳汁が産生され，射乳反射が起こる（図2-15）．乳汁の産生量はもともと個人差が大きいが，肉体的・精神的ストレスによっても減少する．母乳育児が推奨される一方で，かつては人工乳が良いという風潮もあった．母乳であっても人工乳であっても安心して育てられる社会環境が，母親と子どもの双方にとって重要である．

共感脳が高度に発達している人間の場合，子育てに関わる周囲の人間がもつ，児に対する愛こそが母性といっても過言ではない．チャップリンの「キッズ」あるいはモンゴメリーの「赤毛のアン」にもあるように，周囲の人による子どもを慈しみ育む行動は強くて温かい．そのような養育行動は，ある意味，非常に人間的なものと捉えることもできよう．

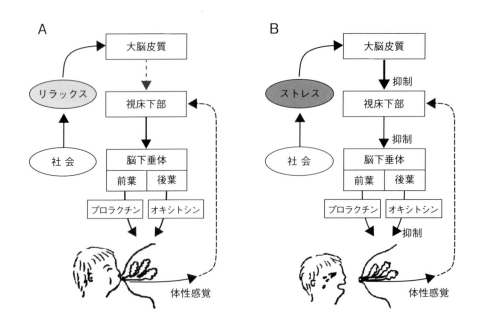

図2-15　射乳反射
A：リラックスしている状態，B：ストレス状態

2. 保育の変遷

　日本では昔から「子は親の後姿を見て自然に育つ」といわれ，日々の生活の中での自然な保育がなされていたようである．「男は仕事，女は家庭」との考えが長い間主流を占めており，保育は母親にゆだねられてきた．

保育の歴史と社会環境　昔の育児の正確な記録は見あたらないが，竹取物語や桃太郎などの民話から，昔の日本では，おじいさんやおばあさんが自分達に縁のある子，他人の子を問わず，子を宝のように育てていた様子が推察される．明治維新まで約700年の間続いた武家社会では，士農工商の身分制度が作られ，武士と庶民との間に厳重な身分格差が保たれた．長男とそれ以外の男子，男子と女子も厳しく区別された．女子に対しては，子どもの時は親に，結婚して夫に，寡婦となって子に従うという徹底した男尊女卑の教育が行われた．長男は家を存続させるための宝として，家風に従って特に大切に育てられた．子が親に従うことは社会の秩序を保つ上で絶対的なことであり，親の考えが例え間違っていてもそれに従うことが美風とされ，親不孝は悪として社会の制裁を受ける程であった．

　明治維新後，西洋の思想や生活形態の影響を受けて，日本社会は大きく変化した．明治政府は身分の自由を掲げたが，長い封建制度あるいは男尊女卑の名残りによって，女性に選挙権は与えられず家を守る道が推奨された．子が家を継ぐという概念や，親や祖先を大切にするという儒教の教えの中で，大部分の女性は家族制を大切にし，親の命令に従う素直な「良い子」の育成に励んだ．

　第2次世界大戦後の新憲法で男女平等や職業の自由が謳われ，核家族を中心とした親による育児が始まった．若い親は家の重圧から開放されたが，一方でこれまでの家による育児から親自身による新しい育児に直面した．

スポック博士の育児書　社会の流行が育児に大きく影響を与えた例として，米国でベストセラーとなったスポック博士（BM. Spock, 1903-1998）による育児書（1946年）がある．スポック博士は当時の米国でのそれ迄の厳格な育児法に対し，子を尊重してなるべく自然に育てる育児法を提唱した．「赤ちゃんはお腹がすいた時にほしいだけお乳を飲み，お腹がいっぱいになって満足することを繰り返すことによって，自信をもって自分以外のものに働きかけようとする気持ちが育つ．欲しくもないのに無理して飲ませていると自分を護るために用心深くなり，世の中に対して疑い深くなってしまう」という．乳幼児の自由を尊重する育児は，若い母親の間に瞬く間に流行し，スポックベビーという言葉が現れるほどであった．

　スポック博士の育児書には，米国の習慣に沿って「眠る時間になったらベッドに入れて，たとえ泣いても親は毅然として部屋を出ることによって，子の自立が促がされる」という部分もあった．その時代の多くの母親は，添い寝やおんぶといった日本に古くから伝わる育児形態を省みなくなるという一面があった．

女性の自立と育児　20世紀末頃迄は女性が育児に専念する考え方が文学作品，映画，テレビなどに幅広く反映されていた．一例を挙げれば，1974～1982年にアメリカや日本で放映された「大草原の小さな家」は，アメリカの開拓時代の家庭の様子を描いていたが，そこには家の外で働く父親に対して，家事と育児に勤しむ母親の姿があった．優しい母親の姿に世の多くの女児が憧れ，自分の将来の姿を重ねたりした．従来の日本社会と異なり男尊女卑の概念がなく，家事も育児も立派な仕事として尊重されている点が日本でも人気を博した理由と思われ

る．一方で 1979 年に上映された「クレイマー，クレイマー」は女性の自立を描いた当時としては斬新な作品で，慣れない育児に奮闘する父親のコミカルな姿が世界中で大きな話題をよんだ．

3．保育の課題

1，2 歳児の保育利用率は 20 年前には 20％に満たなかったが，現在では地域差はあるものの 46％に達している．保育園に通う子どもが多い地域では，保育園を利用できない子どもに遊び仲間がいないなど，新たな問題が生じている．保育園に通えないことで子どもに寂しい思いをさせまいと，専業主婦が働きだすケースもある．

かつて核家族化が進んだ昭和の時代には，母親が外勤し，家の鍵を自分で開ける子を「鍵っ子」と称した．鍵っ子は極少数派で，母親が家にいない不憫な存在と社会からみなされた．子どもに寂しい思いをさせまいと葛藤し，仕事を辞める母親もいた．その頃も現代も共通しているのは，母親が自分の思いよりも子どもの思いを優先させることだろうか．ただ現代は，保育園を利用する，しないに関わらず，育児に安らぎを見出せない母親が増えているようである．家庭内での児童虐待件数は増加しており，育児放棄（ネグレクト）の問題もある．2016 年の調査によれば，第 2 子以降の出産をためらう割合は 7 割を超えている．経済的理由もあるが，おそらく急激な社会変動に適応することに忙しく，次世代を育てるゆとりが少なくなっているのだろう．

子育ては母親にとって，本来最も楽しく平和な行動であるはずである．また，ひとりの人間の礎を作ることから，多くの国では保育に従事する女性に敬意を払う．AI が人間にとって代わることのできない数少ない仕事の一つでもあろう．

（保育とストレス耐性）　幼少時に十分な母性行動を受けることが大切であることは，1997 年のカナダのミーニー氏（MJ.Meaney）らの動物の実験でも示されている．彼らは，生後 10 日の間に，舐められたり毛づくろいされたりして大切に育てられた仔ラットと，十分な養育を受けなかった仔ラットとを，成体になってから比較した．その結果，小さい時に大切に育てられたラットは，成体になってからストレスに対してより穏やかに対処できるようになった．一方，小さい時に十分な養育を受けなかったラットは，ストレスに対する耐性が生涯にわたって不足したという．

（過　保　護）　保育に十分な時間をとれない親がいる一方で，子どもの数が減る現代，過保護も問題となっている．親や養育者が愛情をもって子どもを育てることが乳幼児の発育に大切なことであるが，愛情をとり間違えて親が子どもの力ですでに出来ることに手を貸し過ぎるといった過保護な態度や，子どもの命令に従って子どもに奉仕するといった子を溺愛する育児態度は，子どもの正常な自発性の発達を妨げると指摘されている（p. 35 参照）．河合隼雄（p. 77 参照）もそのように述べた上で，豊かな現代社会で子どもに手をさしのべないことの難しさを指摘している．

（大切な保育環境）　子育ては乳幼児期に限らず，10 年あるいは 20 年という長いスパンで続く．日本，米国，中国，韓国の小中学生を対象にした比較調査によれば，親と話そうとするときに，「時間がない」「今忙しい」と言われたことが「よくある」「たまにある」と答えた子どもは日本の小学生で 44％，中学生で 37％に上り，4 か国中最高である．

人間らしい人間，世界のどこにいても尊敬される人間とはどんな人間だろう．生まれや地位とは関係なく，健全な心を持つ自立した人間の育成が望まれる．

4. 社会環境と学校教育

"人間は社会的動物である"という表現があるように，ある社会に生まれた人間は，成長の過程でその社会に存在する言葉や習慣，考え方などを教育を通して学び，人間の作り上げた複雑な社会に適応できるようになる．人間の豊かな思考や感性を育てる上で教育の果たす役割は大きい．とりわけ，児童期と青年期の心身の発達の重要性を考えるとき，学校教育の果たす役割は非常に重要といえる．

教育は，親と学校とそして何よりも社会や国がどのような人材を望んでいるかを正確に反映する．日本が戦争をした時代には軍国教育が行われ，大部分の親はわが子が戦争で手柄をたてることを何より喜び，子は競って学んで軍人になる道を選んだのである．学歴によって社会的成功が約束される時代には，親が子どもに良い学歴を望み，教師は社会の要請に従って知識の詰め込みを強要し，子がほとんどの時間をそのために使うようになる．

1. 教育の始まりと発展

アテネの学校　欧州において学校は，ゆとりを持った支配階級が子に文字や教養を身につけさせる場として紀元前387年頃に形成されたが，その発祥の地はギリシャの小さな都市国家アテネであった．そこでは，プラトン（Platon, BC427-BC347）が「アカデメイア」という学園を開き，教養を備えた政治家を育てる目的で貴族の子弟に数論，幾何学，天文学などを教えていた（図2-16）．「アカデメイア」はやがて哲学を教える最高学府となり，「リュケイオン」などと共にアテネの四学校と称されるようになった．

その後，ローマ帝国の頃よりキリスト教が政治的な力を誇り，学校は6世紀末から約千年の間キリスト教の支配下におかれた．教会や寺院内に学校が設けられ，そこでは聖職者の子弟が，神の教

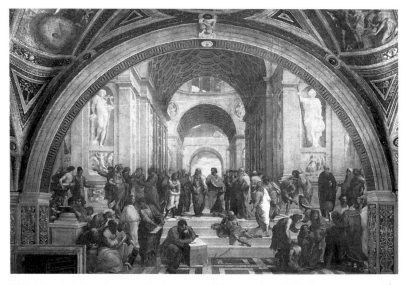

図 2-16 プラトンとアリストテレスの会話—アテネの学堂（ラファエロ, S.[v]）

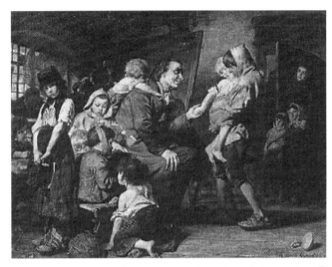

図 2-17　ペスタロッチとシュタンツの孤児たち（グローブ, K. vi)）

えに従い来世の至福を祈る修行を積んでいた．国王や貴族たちには宮廷学校でごく初歩の教育が施されていた．

子どもを尊重する教育　14〜16世紀にイタリアを中心にルネッサンス運動がおきると，教会中心から人間尊重へと新しい思想が始まった．また産業の発達とともに資本家に富が集まり，資本家の子弟の教育がなされるようになった．フランスのルソー（J.J. Rousseau, 1712-1778）は彼の著書「エミール」で，裕福な家庭の子どもを家庭教師が育てる様子を書き示している．ルソーは，教育とは子どもの内的な発達に沿って段階を追って行うべきであること，大人は子どもに直接教えるのではなく，子どもが何かに取り組んで経験して学ぶように導くことの重要性を指摘した（p.34参照）．スイスではペスタロッチ（J.H. Pestalozzi, 1746-1827）が，貧しい農民や工場労働者の子ども達に社会で生きていくための教育が必要であることを主張した（図2-17）．ルソーやペスタロッチのように子どもの立場にたって人間を育てようとする新しい教育の考えは，その後の世界の教育思想に大きな影響を与えていくこととなる．

中国の学校制度　東洋では，今から約3,000年前の中国の周の時代に，封建制度による学校制度が作られた．小学と大学が設けられ，貴族の子弟は小学，王族の子弟はさらに大学に進んで教養を磨いた．封建制度の衰えとともに諸侯が広く人材を求める時代に至り，孔子，孟子など諸子百家と呼ばれる思想家が現れた．孔子は人間相互の愛を説き，沢山の弟子を育てた．孔子や孟子による思想は儒学と呼ばれ，後にその教えは国教となり教育の中心となった．唐の時代には，仁と義を重んじる官吏（かんり）を養成するための教育が行われた．唐の学校制度は厳格に階層化されたものであったが，一方で科挙（隋の時代に始まる）による才能に応じた有能な人材を求める試験制度の道も開かれていた．

2. 日本の教育の変遷

日本の学校の成り立ちは中国の学校制度の影響を受け，その後，それぞれの時代の社会的影響を受けながら時代と共に大きく変動している．

4. 社会環境と学校教育   33

貴族社会と学校 　日本では大和時代に天皇を中心とする中央集権国家が成立し，国家に忠実に奉仕する官吏の養成が必要になった．中国の唐の制度に倣った大宝律令（701年）が制定され，首都には大学，地方には国学を設け，支配階級である貴族の子弟を対象として，仏教や儒教の教えによる教育が行われた．また貴族の品性として詩歌・管弦等の教養も重要視された．陰陽寮，典薬寮，雅楽寮が設けられ，天文，医学，音楽の教育も行われた．

　学校教育は支配階級の男子のみを対象としていたが，例外的に庶民のための学校も設けられた．唐に留学して仏教を学んで帰国した空海（弘法大師）は，大学や国学に入れない庶民のために綜芸種智院を設立し，菩提心の教育に力を入れた．また女子の学校教育はまったく行われていなかったが，宮仕えする貴族の女子には高い教養が望まれ，貴族の家庭では競って高い教養教育が行われ，その結果，紫式部や清少納言を始めとする歴史に残る女流文学者が生まれた．

武家社会と学校 　貴族社会の衰退とともに武士が力を持つ時代となり，武力による秩序を大切にする社会となった．この時代には組織だった教育機関はほとんど見られず，教育は専ら家庭で行われた．一門の名誉となる武士を育てるため乳母や傅役によるきめ細かい教育が行われた．江戸時代に入り武家社会が安定すると，武士の教育機関として儒学の学識と武士道を磨く藩校が置かれた．藩によって作られた藩校に対し，積極的に新しい学問に取り組もうとする私塾も生まれた．吉田松陰による松下村塾では高杉晋作・伊藤博文など新しい時代を担う人材が育っていった．将軍直属の家臣のための最高学府として，江戸湯島に昌平坂学問所も設置された．女子に対しては男尊女卑の教育が行われ（p. 29 参照），また人口の大多数を占めていた一般庶民の間では自主的に寺子屋が作られ，読み書き算盤などの手習いを中心とした教育が行われていた（図2-18）．

文明開化と教育 　明治維新後，政府は富国強兵と殖産興業を掲げ西洋文明の導入を急いだ．政府は一般の庶民に教育を普及させ，また国の将来を担う指導的人材の養成を企画した．1871年政府は欧米各国の近代制度を調査するなどの目的で岩倉使節団を派遣した．その中の海外留学生の一人として8歳で渡米し，米国の教育を受けて1882年に帰国した津田梅子は女子英学塾（後の津田塾大学）を創設した．1872年に敷かれた「学制」は，フランスの教育制度

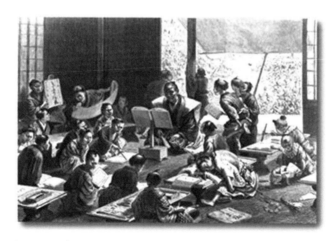

図2-18　寺子屋で学ぶ子どもたち
（下田了仙寺蔵[vii]）

を参照したもので，これまでのように国（藩）のためではなく，個人が身を立てるために学ぶという新しい教育理念が掲げられた．ここに国民のすべてを対象として立身出世の道が開かれた．

　国民皆学を目標とする小学校が設立されたが，国民の約半数は，教育費の負担や働き手である子どもの労働力の減少といった理由で，就学できない状況であった．また文明開化に走る新しい教育に対し，儒教の教えに基づく道徳教育強化への要求が強まり，1890年に教育勅語が出され，天皇を中心とする家族的国家観に基づく忠君愛国の教育思想が示された．

（教育の機会均等）　戦前の軍国主義教育に対する反省から，第2次世界大戦後は世界平和と人類の福祉に貢献する新日本建設のための教育方針が示された．国は教育基本法（1947年）に基づき6・3・3・4制を発足させ，小学校，中学校，高等学校，大学，大学院を次々と開設した．子どもは満6歳から9年間の義務教育を受けることが決まり，就学率は100%となった．

　教育の機会均等が実現され，科学技術の進展にあわせて教育内容も充実した．戦後，高等学校の進学率は50%に至らず，大学・短期大学への進学率は男子約15%女子では5%でしかなかったが，年を追って増え，現在では高等学校の進学率が約98%，大学・短期大学の進学率が約57%，専門学校などへの進学率が約22%となっている．

3. 教育の課題

　1990年頃より少子化が日本の社会問題となり，統廃合など学校や大学を取り巻く環境は厳しさを増している．18歳人口は戦後2度目のピークである1992年から減少が続き，現在の18歳人口は昭和40年頃の約半数である．大学が増え続ける中，受験生の数が定員数を下回るようになり，大学の質が問われている．

　社会環境の激動の中で教育課程や指導要領の見直しが繰り返されるにもかかわらず，校内暴力，非行，登校拒否などを含めた問題も多発している．不登校の生徒を受け入れるフリースクールの存在が注目を集めている．

　戦後から現代に至るまで，学歴社会に向けての競争は激化し，幼児期から入学試験の面接に受かるためのしつけや知能の訓練が行われている．しかし子どもの成長に合わない早期教育のし過ぎは，心身の形成にゆがみをもたらす．教育は，子どもの個性を伸ばすことに重点をおくべきといわれている．嘘を言わない，人をいたわる，人を愛するなど，人間として最も基本的な教育は，知識と違い，身に付けるのにふさわしい時期があるのではないだろうか．その時期は厳密ではないにしても一生のうちの早い段階と思われる．

　次世代の子ども達が自分の力で充実した人生を送れるような教育とはどのようなものなのか．今後の教育の課題を考える上で，250～300年以上も前に人間形成における教育の重要性を指摘したルソーの"エミール"および貝原益軒の"和俗童子訓"からの言葉を以下に引用する．

● **"エミール"**（1762年：ルソー・著，今野一雄・訳，岩波文庫より）
　　① **人間は教育によって作られる**
　　　"私たちは弱い者として生まれる．私たちには力が必要だ．私たちは何も持たずに生まれる．私たちには助けが必要だ．私たちは分別を持たずに生まれる．私たちには判断力が必要だ．生まれたときに私たちが持っていなかったもので，大人になって必要とな

るものは全て教育によって与えられる."

② 子どもを不幸にする一番確実な方法

"それはいつでも何でも手に入れられるようにしてやることだ. すぐに望みが叶えられるので, 子どもの欲望はたえず大きくなって, 遅かれ早かれやがてはあなたがたの無力のために, どうしても拒絶しなければならなくなる. ところが拒絶になれていない子どもは拒絶されたことを一層つらく考えることになる. 子どもはあらゆる人間を奴隷とみなし, 拒絶を反逆と考え全ての人に憎しみを持つようになる."

③ 教育の大きな秘訣

"彼は農夫のように働き, 哲学者のように考えなくてはならない. 教育の秘訣は身体の訓練と精神の訓練とがいつも互いに疲れを癒すものとなるようにすることだ."

④ 教師の役割

"私は彼に最初のあゆみを踏み出させ, 入口を認めることができるようにしてやるが遠くまでいくことを決して許さない. 自分で学ばなければならない彼は他人の理性でなく自分の理性を用いることになる."

●和俗童子訓（1710 年：貝原益軒・著, 松田道雄・編集, 中央公論社より）

① 早くから教える

およそ人は善悪にかかわらず, 何もわからない小さい時から習うと, 先に入ったことが先入主となって, すでにその性質となってしまい, あとでまた善いこと, 悪いことを見聞きしても, かわりにくいから, 小さいときから早く善い人に近づけ, 善い道を教えるべきである.

② 教えがなくては

およそ人間のごく小さな行動も, みな師がなく, 教えがなくては自分ではできない. まして人の大きな道は, むかしのたいへん賢い人でも学ばないで自分から知ることはできず, みな聖人を師として学んだのである.

③ かわいがりすぎぬよう

およそ子どもを育てるには, はじめからかわいがりすぎてはいけない. かわいがりすぎるとかえって子どもをそこなう. 古い言葉に「およそ小児を安からしむには, 三分の飢えと寒とを帯ぶべし」とある. 三分とは十のうちの三分をいう. この意味は少しは飢えさせ, 少しは冷やすのがよい, ということである. これが古人の子どもの健康を保つ良法なのである.

④ 義方と姑息

およそ子どもを育てるのには, もっぱら義方の教えをするがよい. 姑息の愛をしてはいけない. 義方の教えとは, 義理の正しいことをもって子どもの悪いことを戒めるのをいう. これはかならずのちの幸いとなる. 姑息とは婦人が子どもを育てる時, かわいがりすぎて, 子どもの心にしたがい, 気ままにさせるのをいう. これはかならずあとの禍となる.

⑤ 遊びを好む

子どもの時, 紙鳶（たこ）をあげ, 破魔弓（わらを輪にしてその中央を射ぬくあそ

び）を射，こまをまわし，毬打（たまうち）の玉をうち，てまりをつき，端午に旗人形を立てたり，女の子が羽子をつき，あまがつ（枕もとにおくお守りの人形）をだき，雛をもてあそぶような遊びは，ただ幼い時好む一時的の遊びで，年がだんだん大きくなると，必ずしなくなるものであるから心に害がない．寛大にその好みに任すがよい．

5. ライフサイクルの転機と心身の健康

　身体の内部ではライフサイクルに伴い，多彩な変化が起こる．その変化は，無意識のうちに身体内部で処理される部分もあるが，心理的変化として現れることも多い．特に大きな身体変化が生じる思春期や更年期には，身体内部の変化が心理的変化に大きな影響を与える．

1. 思　春　期

　思春期とは，生殖器が発達して生殖が可能になる時期をいう．思春期へ入る年齢は個人差があるが，女児で 10 歳頃，男児で 12 歳頃から始まる．この時期には，性ホルモンの分泌が著しく変化する．性ホルモンは，生殖器を発達・成熟させるとともに，肉体的，心理的にも男性あるいは女性の特徴を発達させる．女性では乳房の発達や骨盤の発達など，男性ではひげ，声変わり，筋肉の発達など，種々の変化が起こる（第二次性徴）．また，この時期は成長ホルモンの分泌も高まって男女ともに身長が急速に伸び，身体諸器官の発達も進んで，次第に成人的特徴を呈するようになる．心理的には，異性に対する関心が高まり，また親から距離をおきたがるなどの変化を示す．個人ごとに起こる思春期の成長スパートは著しく，仲間と異なる自分の姿に困惑することも多い．

　女性では思春期に月経が始まるが（初潮），その発来並びにその後の正常な月経周期の維持の上で最も重要な因子は，体重や体脂肪を一定以上備えることである．母体が，出産や授乳に必要なエネルギーを提供しうる条件が，妊娠の前提になるとも解釈できる．脂肪の体重に対する比率は女性が男性の約 2 倍である．

　思春期の身体変化の大部分は，身体の成熟を受けて脳が活性化し，生殖可能な身体状況を整えるための健康的な変化である．性的衝動や性的興奮が生じたりすると，自分を制御できない不安から情緒不安定になりやすい．このような心の変化はすべて成長の過程で，最も不安定な時期に起こる健全な現象である．

　思春期の自立葛藤やストレスに痩せ願望が加わると，摂食障害を発症する原因となる．摂食障害は神経性食思不振症（拒食症）と神経性過食症とに分けられ，どちらも若い女性の間で増加している．摂食障害は女性ホルモンの産生や代謝に影響を及ぼし，月経異常を招くことがある．早く原因を除去すれば月経異常は回復するが，障害が長期に渡ると将来的に不妊などの障害が残り得る．

2. 更　年　期

　成人期を通じて身体の成長はほぼ止まり，ある機能はむしろ低下し始める．加齢により，男女共に生殖器の機能は低下し，脳から分泌されるホルモンに対して生殖器は反応しにくくなる．女性の生殖機能は，20 歳代をピークに 30 歳代以降徐々に低下し，45～50 歳頃から月経周期が不規則となり（更年期），やがて月経がみられなくなる（閉経）．閉経後は卵巣の機能が低下し，女性ホルモン

（エストロゲン）の分泌が減少するので，乳腺，生殖器の萎縮が起こる．また骨密度が低下し，骨粗鬆症になりやすくなる（p. 89 参照）．

　初潮が突然現れるのと違って，閉経は月経の周期的な乱れとして始まり，徐々に閉経へと進む．この時期，女性は性役割の限界や人生の後半に差し掛かったことを自覚する．自分の人生を理想ばかりでなく現実に照らし合わせて再思考する時期でもある．更年期には女性ホルモンの身体各器官への影響が急激に低下する．身体の調節系が変化し，熱感や多量の発汗を伴う顔面の紅潮を始め，イライラや憂鬱，不安，頭痛，手足のしびれ，易疲労感や不安など多彩な身体症状や精神症状が現れるが，個人差が大きい．更年期の心の変化は身体の変化だけでなく，個人の生き方も反映して実に多様となる．

　女性の更年期障害と非常に間違えられやすいために気を付けなければならない病気として，橋本病（慢性甲状腺炎）がある．寒さに敏感，易疲労感，浮腫，腱反射遅延などの症状が特徴である．

　男性においても，40 歳前後より男性ホルモン（テストステロン）の分泌が徐々に低下する．これは加齢に伴う精神・身体症状の一因と考えられている．

　更年期は個人の人生で最も充実した時期に訪れる．様々な状況下で責任を全うすることを優先して，身体の不調を我慢してしまい，取り返しのつかない状況に自分を追い詰めてしまうこともある．

3. 高 齢 期

　高齢者では，身体の予備力が低下し，環境変化への適応力は低下しているものの，安静時の身体機能は比較的よく保たれている．身体の不調は至る所に現れるものの，人生の実りの時期でもある．過去を想い，現在を楽しみ，未来社会に想いを馳せる余裕を備えた時期である．今を満足し周囲と協調し，社会に生きる方策を考え，友人や社会と積極的に交わり，余生を楽しむことが望ましい（p. 78 参照）．

第3章 環境と人間の生理機能

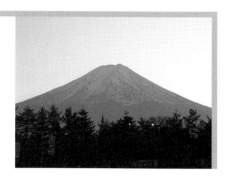

1. 内部環境の恒常性

1. 地球環境

　富士山の美しく気高い姿は人々の憧憬の的であり，夏に開かれる登山道を歩く人の姿は明るい．一方，冬の山頂は－30℃，積雪は3mに及ぶ．

　「人間はどこまで耐えられるのか（The science of survival）」の著者フランシス・アッシュクロフト（F. Ashcroft）はイギリスの生理学者で，3日間をかけ，標高5896mのキリマンジャロに登ろうと考えた．そして実際に登ってみた時の自身の体の変化を以下のように記している．

　「一日目は何事もなく，落ち葉の積もる地面を踏みしめながら前へ進んだ．二日目は標高3700m付近まで登り，空気が薄くなったが，自分は高山病にはならないだろうと，まだ信じていた．三日目の朝はとても寒かった．平坦な道を歩くだけなのに，疲れていた．その夜は標高4600mで過ごしたが，寒くてほとんど眠れなかった．頭痛がして，目を閉じると世界がぐるぐると回る．吐き気がこみ上げる．この高度では80℃で水が沸騰する．ガイドに促され，翌朝2時から頂上に向けてなんとか歩き出したが，息をするのも苦しく，二，三歩歩いては長い休憩を挟む．やっと頂上に倒れ込むと，幻想を見た．酸素が足りなくなり，脳がゆっくり停止しつつある証拠だ．もう下りなければ，限界だった．酔っぱらいのようにふらつき，山を下りた．一歩下がるたびに生き返る気がして，脳に酸素が流れ込むのを感じた．」（著書[1]より抜粋編集）

　アッシュクロフトが辿った登山ルートでは，前の週，二人が高山病で命を落としていた．たったの三日半で登り切ろうと考えた自分を愚かと思うと同時に，自然への敬意を忘れてはならないと気づかされたという．彼女の体験が語るように，人間は十分な酸素があり適温下でなければ生きていけない．ときにそのことを忘れてしまうほど，私たちは快適な環境で暮らしている．

2. 細胞の環境

　細胞は今から約38億年前に海水の中で初めて出現した．その名残りだろうか，人間の体を構成する細胞は海水に似た組成の細胞外液に囲まれている．細胞外液には細胞の活動に必要なエネルギーを作るための酸素やブドウ糖に加えて，細胞が生きて成長するために必要なすべての物質が存在する．

フランスのクロード・ベルナール（C. Bernard, 1813-1878）は，細胞を取り囲む細胞外液のことを「内部環境」とよび，内部環境が一定に保たれることが生命維持に重要であるとした（図 3-1）．その後，米国のウォルター・キャノン（W.B. Cannon, 1871-1945）は，内部環境が厳密に一定というよりは，むしろ「ある範囲内」で変動していると言及した．キャノンは内部環境を「ある範囲内」に保つしくみを「ホメオスタシス（homeostasis，内部環境の恒常性）」と呼んでいる．「内部環境の恒常性」は身体機能を維持する上で最も重要な概念であり，この働きがあるために私たちは様々な環境に適応して生きていくことができる．

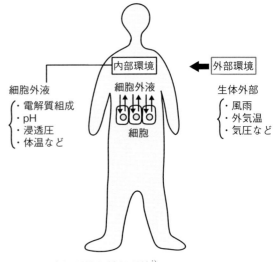

図 3-1　内部環境と外部環境[i]

2. 酸素を身体に取り込むしくみ

1. 呼　　吸

全身の細胞は常に空気中の酸素（O_2）を消費して物質代謝を行い，それによって生じたエネルギーを使って活動している．空気中の酸素は吸気として肺に達し，そこで血液中に拡散し，血液によって組織に運搬され，毛細血管から間質液を介して細胞に取り込まれる（図 3-2,3）．細胞がエネルギーを使った際に生じる二酸化炭素（CO_2）は酸素の取込みと逆に，間質液，血液，肺へと移動して，呼気中に排出される．このようなガス交換のうち，外界の空気と血液との間のガス交換を外呼吸，血液と細胞とのガス交換を内呼吸という．

外呼吸の特徴　外呼吸に関わる呼吸器系の大きな特徴は，酸素を取り入れる経路と，二酸化炭素を排出する経路とが，気道という同一の経路を使うことである．消化器系では，食物を口から摂取して消化残物を肛門から排出する．循環器系にしても血液が心臓から流出する経路（動脈）と，心臓に戻る経路（静脈）とは異なり，鉄道で例えると，上下線が別々に走る複線があると考えて良い．ところが呼吸器系では空気の出入りする経路は，鼻から肺に至る経路の1つしかなく，酸素の取り込みと二酸化炭素の排出は同一経路（気道）を使って息を吸ったり（吸息），吐いたり（呼息）することによって交互に行われる．上下線が一本の単線であり，時間をずらして走るようなものである．以上の理由から，吸息と呼息の連続的切り替え（呼吸リズム）の調節は，呼吸機能には不可欠である．

呼吸リズムの調節　呼吸リズムは脳幹内の呼吸中枢で形成される．通常無意識に調節されており，睡眠時にも覚醒時と同じように息をすることができる．一方，深呼吸の時や水中に潜って息を止める時のように，呼吸リズムを随意的に変えることもできる．ただし，

2. 酸素を身体に取り込むしくみ　41

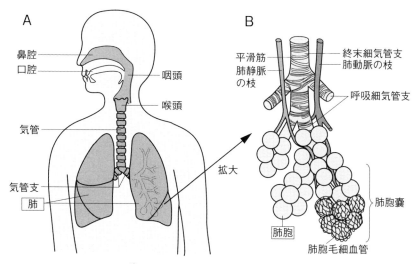

図 3-2　呼吸器系の構造[ii]

随意的な調節には限界があり，呼吸を長く止めることはできない．窒息などで脳に行く血液が酸素不足になると意識を失い，場合によっては神経細胞は死に至る．これは脳が安静時の全身が必要とする酸素の実に20％を消費し，脳に絶えず酸素を運搬する必要があるためである．生きている限り，覚醒状態でも睡眠中でも，脳全体としてはほぼ同じ程度の量の酸素を消費する．

脳は酸素不足になると活動に支障をきたす．風邪を引いて鼻が詰まったりすると，息が苦しく頭がぼうっとして集中して考えにくくなる．高地に行ってまもない人も体調の不良を訴える．睡眠時無呼吸症候群は睡眠時に呼吸が停止する非常に危険な疾患である．冬眠動物は冬に体温を下げ，脳の神経細胞の活動も極端に下げてしまうので，酸素消費も減り，ほんのわずかな呼吸で生きることができる．

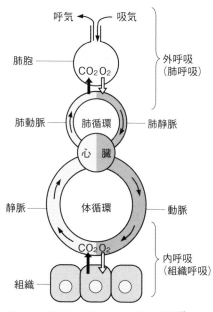

図 3-3　酸素と炭酸ガスの体内循環[ii]

2. 酸素の運搬

酸素はごくわずかしか水に溶けないので（0.3 ml/100 ml），血液が仮に水であるとすると，無数ともいえる細胞に十分の酸素を供給することはできない．血液中の赤血球はヘモグロビンという酸素と可逆的に結合する色素を大量に含む（図 3-4）．このため水と違って，血液は大量の酸素を運ぶことができる（20 ml/100 ml）．酸素分圧が高いほど，ヘモグロビンは酸素と結合しやすい特性を持つ（図 3-5）．このため，ヘモグロビンは酸素分圧の高い肺で酸素と結合しやすく，酸素分圧の低い末梢の各組織で酸素を放しやすい．このように血液は酸素を効率よく運搬できる．

42　第3章　環境と人間の生理機能

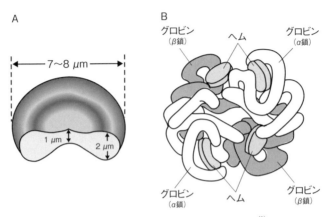

図3-4　赤血球（A）とヘモグロビン（B）の構造[ii]

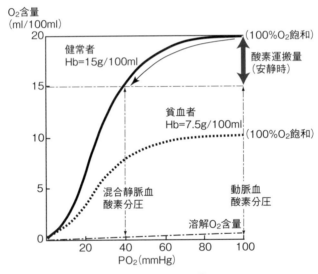

図3-5　酸素（O_2）含量と酸素運搬量[iii]

3．低酸素などへの適応

　肺における酸素の取込みや血液による酸素の運搬が障害されると，組織に十分な酸素が供給されず，組織が酸素不足になる．この状態を低酸素とよぶ．低酸素になる原因は様々である．

高山病　アッシュクロフトが体験したように（p.39参照），海抜数千メートル以上の山あるいは高地に行くと，空気中の酸素の占める割合が減るために息苦しく感じたり，脳も身体全体もだるく感ずる．私たちの生活している環境の空気は窒素約78％，酸素約21％，二酸化炭素0.04％からなる混合気体であり，その組成は高地にいっても変化しないが，高地では気圧が低下しており，それに比例して空気中の酸素分圧も低下する．海抜0mでは，気圧は760 mmHgなので酸素分圧は760×0.21＝159 mmHgであるが，高度3000mでは気圧526 mmHgになるため酸素分圧は110 mmHgとなる．空気中の酸素分圧の低下に伴い，肺の酸素分圧も低下し，血液に溶解する酸素も減少する．このため全身の組織が酸素不足となって，疲労感，頭痛，吐き

		高度：	
		0 m	4,540 m
血液	赤血球（1,000,000/lμl）	5.11	6.44
	網状赤血球（1,000/lμl）	18	46
	血小板（1,000/lμl）	401	419
	白血球（1,000/lμl）	6.7	7.0
	ヘマトクリット（%）	47	60
	ヘモグロビン（g/l）	156	201
	血液量（ml/kg）	80	101
	血漿量（ml/kg）	42	39
	動脈血　pH	7.41	7.39
	緩衝塩基（mmol/l）	49.2	45.6
呼吸	毎分換気量，BTPS	0.13	0.19
	肺胞気 PO_2	104	51
	肺胞気 PCO_2	38.6	29.1
	動脈血 O_2飽和度（%）	98	81
	心拍数	72	72
	血圧	116/79	93/63

図 3-6　低地（Lima）と高地（Morococha）の住民の血液，呼吸，循環系の比較[iv]
安静時の値.

気，息切れ，不眠など，高山病の症状が現れる.

（高所適応）　高地に長期間居住している人では，肺の換気能力が高まったり，赤血球が作られやすくなる，毛細血管の数と直径が増大するなど，種々の生理機能が変化して高所環境への適応が起こり，低酸素下でもふつうに活動できるようになる（図 3-6）.

（低酸素による障害）　低酸素は様々な病態でも起こり，この場合には生理的な適応は困難である．肺の疾患で肺の酸素が血液中に取り込まれにくくなったり，気管支が閉塞した場合には酸素不足になり，低酸素となる．貧血で赤血球数やヘモグロビン量が低下した場合，一酸化炭素中毒（ヘモグロビンが CO と結合するため，酸素と結合できなくなる）で血液の酸素含量が減った場合なども低酸素になる.

（高酸素による障害）　酸素は生命の維持に不可欠である一方で，高濃度の場合には有毒となる．高濃度の酸素に長時間曝露されると，酸素中毒（めまい，痙攣，迷走神経活動の増加による心拍出量低下，脳と腎臓の血流量低下，肺水腫など）を引き起こす．保育器内の未熟児に高濃度の酸素を吸入させると，視覚障害（未熟児網膜症）を引き起こすことが多い．このように高濃度の酸素吸入は障害を引き起こすので，治療で酸素吸入をする際は，吸入時間や酸素濃度に注意する必要がある.

3. 酸素や栄養を運ぶしくみ

1. 心　臓

　心臓はその人のこぶし大で約 300 g（体重の約 0.5％）あり，血液を送り出す拍動性のポンプである．心臓のポンプ機能が失われると血液の流れは止まり，脳ではすぐさま神経細胞の死が始まり，不可逆的な機能不全に陥る．心臓には左右の心房と左右の心室からなる4つの部屋があり，心室がポンプ機能をもつ．左心室のポンプは，酸素を十分に含んだ血液を全身の組織に送り出す（図3-7）．右心室のポンプは，酸素が少なく二酸化炭素を多く含んだ血液を肺へ送り出す．心臓のこのようなポンプ作用は，心臓の筋肉の周期的な収縮と弛緩によって行われている．

　心臓のポンプ作用によって送り出される血液は1分間に約5 l である．送り出された血液は，血管内を通って脳を含めた全身の各器官と組織を灌流し，約1分ほどかかって再び心臓に戻る．この間，血流によって運ばれた酸素や栄養物は，透過性の高い毛細血管の壁を通って血管の外に出て，間質液に混ざり，組織のすべての細胞に供給される．細胞の代謝によって生じた二酸化炭素や不要な物質は，間質液，毛細血管を通って血流に入り，最終的には肺，腎臓で取り除かれる（p. 41，図3-3参照）．

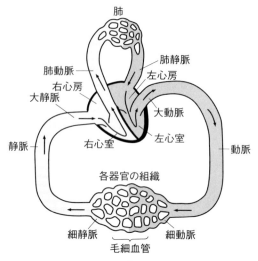

図 3-7　体循環と肺循環[i]

2. 血圧の調節

　血圧が上がると，動脈の壁を作る筋肉が伸ばされ，血管を流れる血液の量が増える．筋肉は伸ばされると，元に戻ろうとする力が働き，収縮しようとする．収縮すると血管は細くなり，血流が減る．このような局所性調節は，生体の安静時に限って考えるならば，これのみによって循環調節が可能とさえいわれるほど基本的な調節系である．

　人は安静状態でのみ生きている訳にはいかず，様々に活動や行動をする際に，循環の神経性・ホルモン性調節（液性調節）を必要とする．神経性及びホルモン性調節は，循環の局所性調節を修飾する因子として重要である．たとえば座っていて急に立ち上がったとすると，血液は液体であるので血管の中で下半身に留まろうとして，脳に行く血流が少なくなる．起立性低血圧と呼ばれるように，脳に行く動脈の血圧が急に下がって，めまいを起こしたり，冷や汗が出たり，極端な場合には失神する場合すらみられる．このような脳にとって危険な状態を防ぐために，大動脈の起始部にあたる部分（体循環の入り口）と，頸動脈の部分（脳循環の入り口）に，血圧を測定するセンサーがある．このセンサーは「圧受容器」とよばれ，そこで測った血圧の情報は脳幹内の循環中枢に伝え

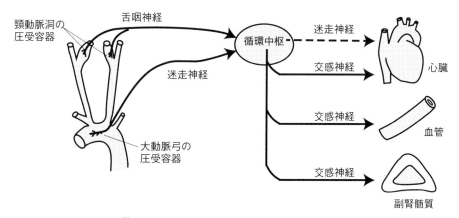

図 3-8 圧受容器反射[ii]

られる（図 3-8）．循環中枢ではその情報をもとに，血圧を調節する自律神経に指令を出し，脳血流を一定にしようとする圧受容器反射が働く．

健康な人の場合，仰向けに寝た状態から立ちあがると，ただちに圧受容器反射が作動するため，血圧は最高血圧で 0～10 mmHg 程度しか低下せず，血圧はすぐに元に戻る．高齢になり圧受容器反射がうまく働かなくなると，起立時に血圧が 20 mmHg 以上低下する．

循環の神経性調節は短時間（秒単位）で作動する強力な調節系であるのに対し，ホルモン性調節は中期（分単位）ないし長期（時間および日単位）にわたって作動する．

血圧は運動したり精神的ストレスを受けると高くなるが，このような血圧上昇は一時的で，しばらくすると上述した血圧調節の機序により元に戻る．ところが，血圧が常時正常レベルより高い病的状態があり，これを高血圧とよぶ（p. 87 参照）．

4. エネルギーを身体に取り込むしくみ

1. 消　　化

細胞の主な成分は水（70～80%）とタンパク質（10～20%）で，ほかにも脂質，糖質，核酸，ミネラル（無機質）などがある．細胞には，数日で寿命を終えて新しい細胞に置き換わるものもあれば，人の一生と同じくらい長い寿命を持つものもある．細胞が作り替えられるためには，新しい細胞の原料を必要とする．寿命の長い細胞の場合でも，構成要素を常に新しい材料で置き換えなければならない．動物は，植物のように無機質から糖質やタンパク質を合成することはできないので，こうした材料をすべて食べ物から得ることになる．

食べ物はまず口の中で噛み砕かれて，飲み込めるほどの大きさになる．口の中では，唾液が分泌されて食べ物や口腔内を潤し，咀嚼や嚥下をしやすくする（図 3-9, 10）．嚥下により食べた物が胃に入ると，胃液が分泌され，同時に胃も動き出す（蠕動運動）．胃の動きにより胃液と混ざりあった食物は粥状となり，少しずつ十二指腸へと送られる．十二指腸には膵臓と胆嚢から出る管を通して膵液や胆汁が流れ込む．膵液や胆汁，腸液によって食べた物は吸収可能な分子まで分解され，栄

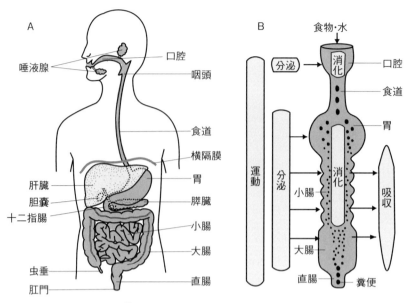

図 3-9 消化器系の働き[ii]

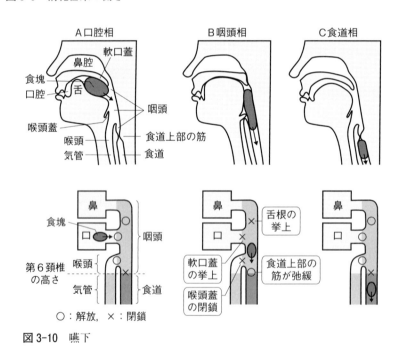

図 3-10 嚥下

養素として小腸から血中やリンパ管に吸収される．血中に取り込まれた栄養素は，門脈を通って肝臓に送られる．消化管内の残渣は大便として排泄される．

2．血糖の調節

食事で摂取される栄養分のうち，糖質（炭水化物），脂質，タンパク質は細胞の原料としてばかりでなく，エネルギー源として重要である．その中でも糖質が最も一般的なエネルギー源である．

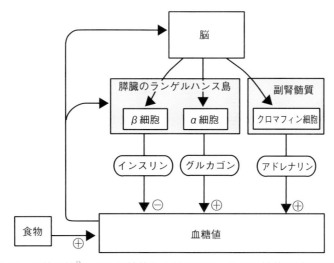

図 3-11　血糖調節[i]　⊕：血糖値を上昇させる．⊖：血糖値を低下させる．

特に脳のエネルギー源は，ほとんどブドウ糖に依存している．血液中のブドウ糖は筋肉や肝臓などで，大きな分子のグリコーゲンとして形を変え貯えられる．

　血液中のブドウ糖の濃度を血糖値という．食事による糖の摂取や，運動による糖の利用など，血糖値を変化させる因子が多くあるにも関わらず，私たちの血糖値は約 100 mg/dl に維持されている．これは，脳の中あるいは肝臓や小腸に，血糖値をモニターするセンサーがあることによる．私たちが空腹を感ずると食べたいと欲し，満腹になると，それ以上のものを受けつけなくなるのも脳の働きによる．脳の中では血糖値に関するすべての情報が統合され，自律神経などを介して膵臓や副腎髄質からホルモンを分泌し，血糖値を一定にしようとする．血糖値が高ければ，膵臓からインスリンが分泌されて血糖値は下がり，逆に血糖値が低ければ，膵臓からグルカゴンや副腎髄質からアドレナリンが分泌されて血糖値は上がる（図 3-11）．

高血糖　健康な人では血糖値は空腹時で 70〜110 mg/dl，食後 1 時間値で 160 mg/dl 以下であり，これより血糖値が高い状態を高血糖とよぶ．ストレスなどで一過性に高血糖になることもある．血糖値が慢性的に高い場合は糖尿病とよばれ（p. 86 参照），インスリンなどを用いて血糖値を正常に戻す治療法がある．インスリンの投与量を間違えて，血糖値が 30 mg/dl 以下に下がりすぎると，脳の細胞は活動できずに意識を失う．これをインスリンショックとよぶ．

低血糖　血糖値が正常以下に低い状態を低血糖とよぶ．通常，絶食をしても血糖値は 60〜70 mg/dl まで低下する程度である．血糖値が 50 mg/dl 以下になると，頭痛，集中力低下，痙攣，発汗などの症状が現れる．低血糖が長引くと呼吸中枢の活動が抑制され，呼吸麻痺を起こして死に至る．

　血糖値はホメオスタシスの働きで一定に保たれるが，若い人で物質代謝が盛んな場合，絶食をして十分な糖分を取らないと，ホメオスタシスの限界を超えてしまい，血糖値が異常に下がり，意識が低下してふらつきを起こし，時には失神に至るので注意をする必要がある．

48   第3章　環境と人間の生理機能

3. ビタミン

　栄養分のうちのビタミンは，細胞のエネルギー源とはならないが，身体の機能調節に欠かすことができない（図3-12）.

　ビタミンが発見されたのは今から約百年前のことで，当時白米を主食とする人の間で脚気が，果物や野菜を食べられない人の間で壊血病が流行っていた．病気が病原菌の感染によって起こると考えられていた時代，まさか食べ物の成分の不足によってそのような病になるとは考えられなかったようである.

　その後，脚気はビタミンB_1の不足，壊血病はビタミンCの不足によって起こることが分かり，食事の成分としてのビタミンの重要性が認識され始めた．同じビタミンBでもビタミンB_{12}が不足すると貧血になる．ビタミンBやビタミンCは水溶性のビタミンであるため，摂取しても身体に蓄積されない．このため，常に一定量取ることが必要となる．これに対して脂溶性のビタミンは，脂肪組織に蓄積しやすく，取りすぎると様々な障害を起こす．緑黄色野菜に多く含まれるビタ

	ビタミン	主な供給源	作用	欠乏症
脂溶性ビタミン	ビタミンA	レバー，うなぎ，緑黄色野菜	ロドプシン（視細胞の色素）の合成 上皮細胞の維持	子ども：成長停止など 成人：夜盲症
	ビタミンD	レバー，魚，バター	小腸におけるCa^{2+}とリン酸の吸収促進	子ども：くる病 成人：骨軟化症
	ビタミンE	種実類，豆類，植物油	抗酸化作用 電子伝達系の補助因子	乳幼児：赤血球の溶血
	ビタミンK	納豆，緑黄色野菜	血液凝固因子の活性化	子ども：新生児出血 成人：血液凝固異常
水溶性ビタミン　ビタミンB群	ビタミンB_1（チアミン）	豚肉　穀類（胚芽など）	糖代謝	脚気，神経炎
	ビタミンB_2（リボフラビン）	レバー，乳製品，しいたけ	体内での酸化還元反応	口角炎
	ビタミンB_6（ピリドキシン）	レバー，肉，米糠	アミノ酸代謝	皮膚炎
	ビタミンB_{12}（コバラミン）	レバー，肉，卵，牛乳	アミノ酸代謝の補酵素 赤血球の合成促進	貧血
	ナイアシン（ニコチン酸）	レバー，肉，穀類	体内での酸化還元反応	ペラグラ
	葉酸	緑色野菜，レバー	赤血球の合成に関与	貧血
	ビタミン C	柑橘類，緑色野菜	抗酸化作用 コラーゲン合成	壊血病

図 3-12　各種ビタミンとその主な特徴[i]

ミン A は視覚機能に必要であるが，ビタミン剤の過剰摂取では妊婦で催奇形性を引きおこすことがある．ビタミン D は骨の生成を助けるが，ビタミン D 強化食品などによる過剰症では腎障害を起こしやすくする．野菜などに多く含まれるビタミン K には血液を固める働きがある．ビタミン K の過剰摂取による健康被害はいわれていないが，血栓を予防するワーファリンという薬を服用している患者では摂取が制限される場合がある．

5. 酸素とエネルギーに依存する脳

1. 心 と 脳

「心の優しい人」など，心を表す言葉には心臓の「心」の文字が使われる．悪いことをしたとき，「胸に手をあててよく考えなさい」といわれるように，昔から心は心臓にあると考えられてきた．血液を送る原動力となる心臓こそ，心と精神の源と考えたことは，もっともと思われる．しかし，心臓も移植される現代において，心が心臓にあると考える人はほとんどいない．では，心はどこにあるのだろうか．心に関する問題は長い間，哲学，心理学，倫理学，宗教学など様々な分野で取り上げられてきた．20 世紀になってからは，科学が急速に発展し，その中で脳科学が多くの心の問題を解き明かすところとなった．ただ，古代ギリシアの時代においても，脳に心の存在を求めていた人はいたようである．医学の父と称されるヒポクラテス（Hippocrates，BC460 頃-BC370 年頃）は次のようなことばを残している．

「人は脳によってのみ，喜びも，楽しみも，笑いも，冗談も，はたまた嘆きも，苦しみも，悲しみも，涙の出ることも知らねばならない．特に，我々は，脳あるがゆえに思考し，見聞きし，美醜を知り，善悪を判断し，快不快を覚えるのである．」（時実利彦著「人間であること」[13] より引用）

ヒポクラテスは心を司る脳が，私たち人間に特有な構造であることも見抜いていたようである．

2. 脳をつくる神経細胞

脳は，約 1 千億とも推定される多数の神経細胞で構成されている（図 3-13）．神経細胞は外界からの刺激を身体に伝える働きを持つ．1 個の神経細胞は細胞体，樹状突起，軸索，神経終末の 4 つの構成要素から成り立ち（図 3-14），この形態は神経系の基本単位として，1891 年ドイツの解剖学者であるワルダイエル（HWG, Waldeyer, 1836-1921）により「ニューロン」と名付けられた．脳内には神経細胞の約十倍の数のグリア細胞があり，多くの突起を出して複雑な編み目を作り，その中に神経細胞を支えている．

ミミズのような無脊椎動物にも神経系はあるが，脳と呼べるようなはっきりした構造のものはない．脊椎動物になると，神経系の集まりから脊髄ととも

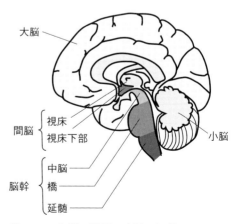

図 3-13 大脳，間脳，小脳，脳幹

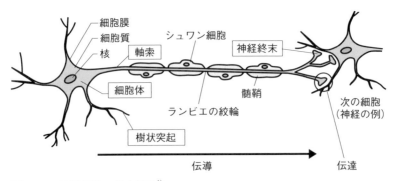

図 3-14　神経細胞の基本構造[i]

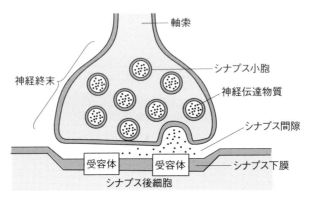

図 3-15　化学シナプスの構造[ii]

に脳ができるようになり，さらに人間では脳に神経系の働きが集中し，脳が心のあり方に大きな影響を与える．

神経細胞の情報伝達　　神経細胞は外界あるいは身体の内部から刺激を受け取ると，1/1000秒ほどの間，細胞の膜の透過性が増し，細胞の外から中へ，ナトリウムイオンが流入して細胞の中がプラス側に傾く．これを神経細胞の興奮という．興奮は1～100 m/秒という速さで軸索の中を駆け巡る．軸索の長さは様々で，長いものは1 mにも及ぶ．神経細胞はこの電気的な興奮を伝えることで，外界からの情報を身体に伝える．興奮が軸索の末端まで達すると，その興奮は次の神経細胞（または筋や腺細胞）に伝えられる．神経終末と次の細胞との接合部をシナプスといい，1/5万～1/2万 mm程度の隙間がある．

神経末端にある小胞には物質が詰まっている（**図3-15**）．興奮が軸索の末端まで来ると，その物質がシナプスの間隙に放出され，次の細胞の受容体に結合し，次の細胞に興奮が生じる．このように，シナプスは神経細胞から次の細胞へ，情報を伝える中継所の役割を果たしており，シナプスにおいて放出される物質を神経伝達物質という．神経伝達物質には最もよく知られているアセチルコリン，ノルアドレナリンに加えてアミノ酸やペプチドなどからなる多くの物質がある（**表3-1**）．

神経伝達物質の量が減少したり，次の細胞の受容体が機能しなかったりすると，情報伝達は低下または消失する．また頻繁に使用されるシナプスは，稀にしか使用されないシナプスに比べ，シナ

5. 酸素とエネルギーに依存する脳　*51*

表3-1　主な神経伝達物質の構造[vii]

伝達物質		構造式
	アセチルコリン （ACh）	$\overset{\displaystyle O}{\overset{\|}{CH_3-C-O-CH_2-CH_2-N^+(CH_3)_3}}$
モノアミン	ノルアドレナリン （NA）	$HO-\langle \bigcirc \rangle-CH-CH_2-NH_2$ （HO, OH）
アミノ酸	ガンマアミノ酪酸 （GABA）	$COOH-CH_2-CH_2-CH_2-NH_2$
ペプチド	サブスタンスP （SP）	Arg-Pro-Lys-Pro-Gln-Gln-Phe-Phe-Gly-Leu-Met-NH_2
	血管作動性 腸ペプチド（VIP）	His-Ser-Asp-Ala-Val-Phe-Thr-Asp-Asn-Tyr-Thr-Arg-Leu-Arg- Lys-Gln-Met-Ala-Val-Lys-Lys-Try-Leu-Asn-Ser-Ile-Leu-Asn-NH_2

プス伝達の効率が高まる特徴がある．これをシナプスの可塑性という．シナプスの可塑性は学習や記憶に重要な役割を果たす．

3. 身体の一部としての脳

　脳は多数の神経細胞とこれを支えるグリア細胞に加え，縦横に走る無数の血管と，脳を浮かせるようにしながら保護している脳脊髄液より構成されている．脳は頭蓋骨の中に収まり，成人では約1.3 kg の重さを持つ．体重の2〜3％程度に過ぎないが，心拍出量の約15％程度の血液を受けとり，全身の酸素消費量の20％近くを消費する．脳は大量のエネルギーを必要とするにもかかわらず，エネルギー基質の貯蔵量が少ないので，エネルギーを血液中のブドウ糖からとる必要がある．したがって，他臓器と比較して脳は虚血に対して非常に弱く，人間では脳血流が完全に遮断されると10秒以内に意識を消失し，8〜12分間で非可逆的な脳の障害が起こる．

（**脳の構造**）　脳は大脳，間脳，小脳，脳幹に分けられ（p.49，**図3-13**参照）．大脳の灰白質は発生学的に新しい大脳新皮質，古い大脳辺縁系，皮質の内側にある大脳基底核よりなる．人間では大脳新皮質は著しく発達し，学習，統合，理解，認識，判断などの高次神経機能を司っている．大脳辺縁系は，記憶，恐怖，怒りなどの情動・本能行動に，大脳基底核は運動や姿勢の制御に関与している．間脳は視床と視床下部よりなる．外界や身体内部からの情報はすべて一旦視床に集まり，そこから大脳新皮質などに広く投射する．視床下部には摂食，飲水，体温などの自律機能の統合中枢，ホルモン分泌調節中枢がある．小脳は運動の調節を行い，身体の平衡を保つ働きがある．脳幹は，延髄，橋，中脳よりなり，呼吸，循環，消化，排尿などの生命維持に主要な調節中枢がある．

（**大脳新皮質の分業**）　ヒポクラテスが心の存在を脳に求めてから2200年以上も過ぎた頃，オーストリアの医師ガル（F. Gall, 1758-1828）は，あらゆる精神は脳の中でも大脳の表面を覆う大脳皮質（新皮質）で分業的に営まれるとする説を唱えた．この大脳機能局在説には科学的な根拠がなかったが，1861年にフランスのブローカ（P. Broca, 1824-1880）が，

1874年にドイツのウェルニッケ（C. Wernicke, 1848-1905）が，相次いで大脳の特定の場所に言語を司る場所が存在することを示し，大脳機能局在説は真実味を帯びるところとなった．その後，ドイツの解剖学者ブロードマン（K. Brodmann, 1868-1918）が作成した人間の大脳皮質の脳地図は，現在でも用いられている．同じく，大脳の機能局在を人間について明らかにした米国の脳外科医ペンフィールド（W. Penfield, 1891-1976）は「脳と心の正体」という著書の中で，脳はコンピューター，心はプログラマーという二元論を提唱している．

　大脳新皮質の機能局在についてもう少し詳しく見てみよう．大脳は左右1対の半球状の大脳半球から成り立ち，その間に脳幹が挟まれた構造になっている．大脳にはたくさんのしわや溝があり，表面は前頭葉，頭頂葉，後頭葉，側頭葉に分けられる．頭頂葉には主に皮膚からの感覚を受け取る体性感覚野，後頭葉には視覚野，側頭葉には聴覚野がある．このように，環境に関する情報は感覚器官で受けとめられた後，神経系を通って大脳新皮質の各感覚野に達し，感覚としてとらえられる．前頭葉には主に筋肉の運動に関与する運動野があり，足や手，体幹，頭の運動に対応する部分が配列されている．

連合野の重要性　大脳新皮質には感覚野や運動野が存在するが，これらの皮質領野は皮質全体からみればごく一部にすぎず，あとに広い領野が残されている．これが連合野で，発生学的に最も新しく，特に人間でよく発達している．連合野には前頭連合野，頭頂連合野，側頭連合野，後頭連合野などがある．前頭連合野は人間でとりわけ発達が著しく，そのために人間は他の動物では不可能な高次の精神機能，すなわち思考，言語，認識，判断，学習などの機能を持つことができる．

　様々な感覚は大脳新皮質の感覚野でとらえられるが，見た物，聞いた音などを認識するには，連合野が必要となる．前頭連合野では，体性感覚野や視覚野などで受け入れた感覚性情報を統合し，過去の経験と照合して理解し判断を行った結果，意思が決定される．この決定に基づいて，運動野にある運動ニューロンを適切に組み合わせて複雑な行動を遂行することになる．"見れども見えず"，"聞けども聞こえず"というように，脳への入力と，心に感じるあるいは認識をすることは別である．脳は環境に関する多数の情報から必要なものを選択して認識をしている．

　人間の成長過程において，前頭連合野の神経回路は比較的"ゆっくり"と形成される．さらに神経回路のシナプス伝達は可塑性を備えており（p.51参照），身体の外部や内部からの刺激を受けることによっても働きが促される．環境の影響を受けながら他の神経系に比べて最も遅く神経回路を形成する前頭連合野の機能は大脳辺縁系と密接につながって，豊かな情緒を育て，さらに間脳，脳幹，脊髄とも神経回路を形成して，身体全体に張り巡らした神経系を介して人間らしさとなって現れる．

情動，感性と脳　感覚情報は外界に関する認識を起こすばかりでなく，大脳新皮質と同時に大脳辺縁系などにも作用して，記憶として残ったり情動を生み出す．大脳辺縁系は人間以外の動物でも発達しているので，動物にも恐れのような情動はかなり発達している．人の情動は，快や不快，恐れや怒りだけでなく，絵画を観て美しいと感動したり，もの悲しさを感じたりと非常に複雑で繊細である．このような豊かな感性が，脳のどこで生み出されているかは明らかでないが，人で著しく発達した大脳新皮質が関与していると考えられる．

　感性を磨くには脳の発達段階に合わせて，必要な感覚情報が脳内に入り，認識と同時に情動が働くことが重要である．感覚を適切に使うことによって，人間性，特に理性と感性・情緒をバランス

良く発達させることが可能となる（p. 24 参照）．

4. 脳の発達と環境

人間の子は 280 日を母親の胎内で過ごすにもかかわらず，脳は非常に未熟な状態で生まれてくる．できることといったら寝ることと乳を飲むこと，泣くこと，それに排泄することくらいだろうか．哺乳動物の中には，生まれて間もなく自分の足で立ち上がり，母親の乳首を探りあてられないと生きることすら叶わない動物も多いことを思うと，人間の子は実に手のかかる生き物である．時実著「人間であること」[13] によれば，スイスの動物学者ポルトマン（A. Portmann, 1897-1982）は人間を「生理的早産」であると称し，オランダの教育学者ランゲフェルト（MJ. Langeveld, 1905-1989）は未熟で生まれるがゆえに，人間が「教育されうる動物」であるといっている．

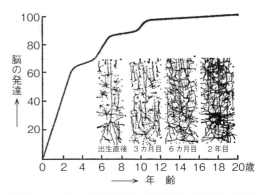

図 3-16 脳の発達段階と神経細胞の突起の発達（時実利彦[v] より）

脳の発達とは，脳を構成する神経細胞の数が増えることではない．身体の多くの細胞と異なり，神経細胞は生後の早い時期より分裂増殖しなくなる特徴がある．神経細胞の細胞体が大きくなるわけでもない．脳の発達とは，ひとつひとつの神経細胞の突起が伸びて，他の神経細胞と絡み合っていく様を意味する．神経細胞の突起の絡み合いは環境因子の影響を大きく受ける．

乳幼児期には脳の神経の突起が発達し，シナプス数が増えて，神経回路の形成が盛んに行われる．時実によれば，神経回路の基本的な形成は 3 段階を経てなされる（**図 3-16**）．第 1 段階は生まれてから 3 歳頃迄で，この時期は模倣の時期といわれる．乳幼児の周りを囲む養育者の影響が極めて大きな時期である（2 章参照）．第 2 段階は 4 歳頃から 7 歳頃迄で，この時期は保育から教育に移行する時期に対応する．小学校に入学し，読み書き計算を習い始めるこの時期は，ちょうど脳の発達に即しているということができる．第 3 段階は 10 歳前後で，この頃になると神経細胞の基本的な配線はほぼ完成する．その後，青年期，成人期，高齢期を経て，環境の影響のもとに学習や経験を重ねることによって神経回路の取捨選択が行われ，無駄を省いた効率の良い神経回路へと再構築されていく．

5. 脳の機能障害

これまで述べてきたように，脳にある約 1 千億個の神経細胞は，判断を下す部位や会話を調節する部位など，働きを分担している．各部位に至る血管が詰まったり破れたりして血流が途絶えると，その部位の神経細胞は死んでしまい機能を失う．ドイツのアルツハイマー（A. Alzheimer, 1864-1915）は 1901 年頃に記憶，認識，判断等が出来なくなって数年後に死亡した患者の脳について調べ，大脳全体（特に海馬や大脳新皮質）に萎縮が認められ沈着物があること，神経線維の中に固い束のようなもの（神経原線維）が詰まっていることを報告した．アルツハイマー博士にちなんでアルツハイマー病と名付けられた病気は，記憶力や思考力などが失われ，日常の生活が妨げられる認知症の 70% 近くを占める．アルツハイマー博士の報告から約 90 年の歳月が過ぎ，沈着物（老

人斑）と神経原線維変化の正体はそれぞれアミロイドβ蛋白とタウ蛋白であることが判明した．以来，アミロイドβ抗体等アルツハイマー病治療薬の開発が進められている．糖尿病患者の脳内でインスリンシグナルの異常などによりアミロイドβ蛋白が蓄積されやすくなるという報告もある．

　アミロイドβ蛋白やタウ蛋白の異常蓄積に加え，アルツハイマー病患者の脳内ではアセチルコリンの量が低下することも知られている（p.78参照）．杉本八郎氏はアセチルコリンの分解を防ぐ薬の開発に取り組み，1996年にアルツハイマー治療薬「アリセプト®」（商品名）の新薬承認を米国で得た．アリセプトは現在多くの国で使用され，アルツハイマー病の認知機能障害の改善あるいは進行を遅らせる効果を発揮する．

6. 温度変化に対応するしくみ

1. 脳の温度と体温調節

　細胞が生きるため，身体は常にブドウ糖を酸素で燃やし続けており，その過程でエネルギーを生じる．エネルギーの約40%は使うことができるが，残りの約60%は熱となり，身体を暖める元となる．

　脳の温度は約37℃に保たれている．脳の温度が43℃以上になると神経細胞のタンパク質は熱によって変性し，その結果神経細胞のほとんどが死ぬ．逆に脳の温度が下がりすぎると機能を失い，その結果意識を失うことになる．冬山で遭難した時など，脳の温度が下がると眠くなり，眠るとさらに体温が下がって死に至る危険性が増すので，絶対に眠ってはいけないとされる理由は，脳温を下げないためである．脳の温度の大きな変化を防ぐために，身体には環境温の変化に対応して体熱の産生と放熱を調節し，体温を一定範囲内に保つしくみがある．脳の温度を守るため，体温調節があると考えてよい．

　外気温の変化は皮膚の温度受容器（または脳の温度受容器）でモニターされ，その情報は神経を伝って脳の視床下部にある体温調節中枢に伝えられる．すると，暑い時には放熱を起こすしくみ，寒い時には産熱を起こすしくみが働いて，身体の体温は一定の方向に向かう．こうして，健康成人の体温は腋窩温で36.0〜36.7℃，舌下温は36.5〜37.0℃，直腸温は37.0〜37.5℃に維持される．

2. 暑さと寒さへの適応

　人は長期の気候変化に曝されると，身体に生理的変化が生じて，暑さ寒さに耐えられるようになる．この過程を生理的適応あるいは気候馴化と呼ぶ．

暑さへの適応　暑さへの適応の際には，皮膚の血流量が増加して身体内部の熱が体表面に伝わり，皮膚表面から熱が逃げていく．同時に発汗の量も増えて，蒸発による放熱も増える（図3-17）．この際，発汗による塩分の喪失を防ぐため，副腎皮質からアルドステロンとよばれるホルモンが分泌される．アルドステロンは汗腺でのナトリウムイオンの再吸収を促し，汗の中の塩分量を減らす．また汗による体液の喪失を防ぐため，バソプレシンの分泌が増え，尿量が減るようになる（p.59参照）．喉が渇き，水分摂取も増えて，水分の喪失を防ぐ．

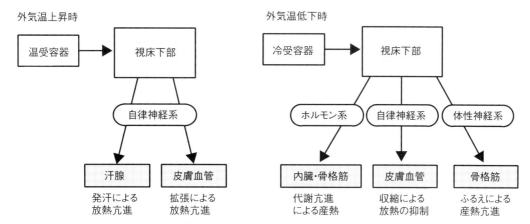

図 3-17 外気温上昇時の体温調節[ii]　　図 3-18 外気温低下時の体温調節[ii]

　熱帯に住み，一年中昼も夜も暑い気候に曝されている人は，あまり汗をかかない．蒸発しないで流れ落ちる汗は放熱には役立たないので，暑さに十分適応すると，体液を無駄に失わないで，効率的な発汗をするようになるのだろう．また暑熱環境下で生活することの多い民族は，体型が細く手足が長く，体重に対する体表面積の割合が大きいので，汗をかかなくても体表面から十分に熱を逃がすことができる．

寒さへの適応

　寒さへの適応の際には，皮下脂肪を増やしたり，皮膚の血管を収縮させて，体表から熱を逃がさないようにする．熱を生み出す機構には，運動や筋肉のふるえ，甲状腺ホルモンやカテコールアミンの分泌増加による代謝の増加などがある（**図 3-18**）．寒さへの適応の際には骨格筋によるふるえ産熱から，より効率の良い肝臓などでの非ふるえ産熱に変化する．極地に暮らす民族では，低体温が当たり前となり，寒冷に適応している．ただ，人類はもともと熱帯に誕生し進化した生物なので，体毛や褐色脂肪組織などの寒冷に適した機構を十分には備えていない．そのため，断熱性の高い衣服を着用するとか，暖房で部屋を暖めるなどの工夫をして，厳しい寒冷地方でも生活している．

3. 体温の異常

発　熱

　正常では産熱と放熱の平衡が保たれるが，感染症や腫瘍，脳出血などの病的状態では細菌の毒素，ウイルス，破壊組織などの発熱物質が原因となり，発熱が起こる．

高体温

　暑さと寒さがある限界を超えると，人は生理的な適応ができなくなる．炎天下や高湿，無風といった厳しい環境下で激しい作業や運動を行っていると，放熱の限界を越えて産熱が極端に増え，体温が正常範囲を超えて上昇し，脱力感や失神など熱中症の症状を起こす．熱中症の症状が進み熱射病になると，体温調節中枢の機能が障害され，体温の急上昇にもかかわらず発汗も皮膚血管の拡張もみられず，意識が障害される．解熱剤は効かないので，冷たい水で身体を拭いて風を送るなどして体温を下げるが，意識障害が長引く例では死亡することも多い．

低体温

　冬山など環境温度が著しく低い場合，また飲酒後など体温調節機能が低下している時に寒冷に曝されたような場合には，体温が正常範囲を下回り低体温になる．

低体温になると脳の体温調節機能が障害され，全身での熱産生が低下する．また種々の感覚機能，脳のほかの機能も低下する．さらに体温が低下すると，脳幹の自律機能中枢が障害され，呼吸中枢の障害により呼吸困難が，循環中枢の障害により血圧が低下して，意識を失う．25〜30℃まで低下すると，心衰弱のため死亡する．

心臓外科手術や脳外科手術などの際には，積極的に体温を28〜20℃位まで低下させることがある．低体温では組織の酸素消費が著しく減少するので，循環を長時間中断したり，心臓の活動を中止して心臓を開くことができる．

7. 地球の自転に対応するしくみ

1. 体内リズム

地球の自転に伴い，一日は昼と夜の周期から成り立ち，昼と夜では，太陽からのエネルギーの量が異なる．生物は大昔，太陽のエネルギーに依存して発生したと考えられ，単細胞の生き物から哺乳動物の人間に至るまで，昼夜のリズムを持って活動している生物が生き残り，リズムを持たない生物は淘汰されていったと考えられる．生物が昼夜のリズムを持ったのは，自然環境への巧妙な適応の例といえよう．

昼夜に依存する生物の活動リズムを日周期とよぶ．進化の過程で昼間に活動する昼行性の生物と，夜間に活動する夜行性の生物が発生した．しかし，光から隔離した環境下に生物をおいても，生物の活動はおよそ24時間の周期を示す．すなわち，生物は生体内に生理機能のリズムを作る体内時計を備えており，そのリズムが昼夜のリズムに同期しているのである．このおよそ24時間の周期をサーカディアンリズム（概日リズム）と呼ぶ．サーカディアンリズムは脳の中で発生する．脳内の視床下部に，サーカディアンリズムの発生に関わる神経細胞が存在し，体温やホルモン分泌などの様々な生理機能のリズムを制御している．サーカディアンリズムのうち，最も顕著なものが睡眠と覚醒のリズムである．

2. 生理機能のリズム

自律神経 自律機能の多くは，睡眠と覚醒のリズムに同調してサーカディアンリズムを示す．覚醒時には，体温や血圧，心拍数などが高まり，活動しやすい状態になる（図3-19）．一方睡眠時には，体を休めて次の活動に備えるようにする．一般に，日中には交感神経系の活動が高まり，夜間には副交感神経系の活動が高まる．生体はこうしたリズムを持つことで，環境に適応できると考えられる．

体温のリズム 体温も規則正しいサーカディアンリズムを示す．女性では月経周期（約28日）に対応した体温変動もある．月経期から排卵前まで低温期が続き，排卵を境に高温期となり，次の月経で再び低温期に入る．低温期と高温期の間には約0.3℃の差がある．体温上昇は卵巣から分泌される女性ホルモンの影響による．

心拍・呼吸のリズム 心拍数は毎分約70回，呼吸は毎分12〜20回という基本的なリズムを持ち，日中高くなるというサーカディアンリズムを示す．心臓の基本的な

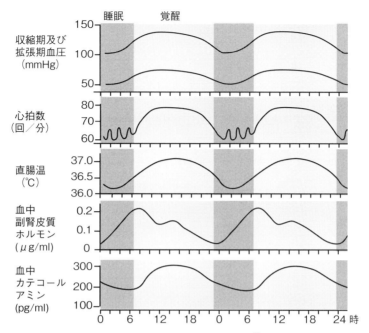

図 3-19　種々の自律機能のサーカディアンリズム[ii]

リズムは，体内のペースメーカーである洞房結節の自動能に依存するが，自律神経やホルモンなどの影響も受ける．呼吸の基本的なリズムは，脳幹の呼吸中枢で決められているが（p. 40 参照），その活動は低酸素などの刺激によって大きな影響を受ける．

ホルモンのリズム　多くのホルモンの血中濃度もサーカディアンリズムを示す．たとえば，副腎皮質から分泌されるホルモンの血中濃度は，活動に先立って早朝に高まり，深夜に最も低くなる．このリズムは，急に睡眠時間をずらしたり徹夜をしたりしても保たれるが，夜勤の生活を長く続けていると，活動のリズムに適応して，夕方増加するようなリズムに変わってくる．また，血中のノルアドレナリンやアドレナリンは，昼は高く夜は低いリズムを示す．

季節のリズム　生体機能のリズムは季節によっても変動している．たとえば，基礎代謝は冬には亢進し，夏には低下することが知られている．このような季節の変動に伴う身体機能のリズムは，季節病の発症メカニズムとも深い関連がある．冬になるとうつ状態になる季節性うつ病や，冬に流行する呼吸器疾患などは，季節リズムと関連するといわれる．

3. 体内リズムと環境

サーカディアンリズムは外部環境によって著しい影響を受ける．昼夜の明暗の変化や日常生活の中での社会的要因などによって，サーカディアンリズムが無理に変えられてしまうこともあり，「ソーシャルジェットラグ」ともよばれる．

位相のずれ　海外旅行などで東に向かって飛行した場合には，一日の長さが短縮されるため，位相を前進させる必要が生じる．逆に，西へ飛行した場合には一日が延長されるため，位相を後退させる必要が生じる．生体の日内リズムはすぐに位相を変えることができないため，昼夜のリズムと体内のリズムにずれが生じ，胃腸障害や睡眠障害など身体に様々な不調が起こ

58　第3章　環境と人間の生理機能

る．一般に位相の前進は位相の後退よりも生体のリズムの適応に無理がかかるといわれている．

　いくつかの職業では，日勤と夜勤の交代制を余儀なくされ，体内リズムが強制的に変えられる．その適応に個人差もあるが3〜5日を必要とする．その場合，位相を前進させるよりは後退させるようにすれば，身体への負担が少なく，体調を整えやすいと考えられる．

リズム異常の正常化　生体のサーカディアンリズムに最も影響を与えるのは光であり，リズム異常の患者に対して光照射による治療が行われている．ビタミン B_{12} やメラトニンが同調促進作用を持つといわれている．ほかにも食事や睡眠と覚醒のスケジュール，時刻の認知や社会的活動も重要な同調因子と考えられている．したがって朝陽を浴び，規則正しい生活スケジュールで暮らすことが，リズム異常の正常化に役立つ．

8.　体液の変化に対応するしくみ

体　　液　身体を構成している水分を体液という．体液の量は男性で体重の約60％，女性で約50％，新生児で約70〜75％を占める．体重60 kgの男性の場合，およそ361を体液が占めることになる．体液の量は脂肪の量によって，多少の個人差がみられるものの，健康な人の体液量は常にほぼ一定である．これは脳が指令を出して，体内に取り込んだ水分量と，それに見合う同量の水分を体外に排泄して，体液量の平衡を保っているからである．一日の水交換量は，普通2〜31である．体内に新しく加わる水分の大部分は，飲料水と食品中の水分であるが，食物の酸化によって生じる酸化水が約10％を占める．水分の排泄には，腎臓が非常に重要な役割を果たしている．一日の排尿量は1〜21である．残りの水分は糞便や呼気中の水分として，あるいは皮膚からの汗や不感蒸散によって排泄される．

　体液の約2/3は細胞の中にあり，残りは細胞の外にあって細胞膜によって隔てられている（**図3-20**）．細胞の中の体液を細胞内液，細胞の外の体液を細胞外液と呼ぶ．細胞外液には細胞を取り囲む間質液と血液の中の血漿とがあり，両者は毛細血管によって隔てられている．一般に体液というときには細胞外液を指す場合が多い（p. 40参照）．

　多量の発汗や下痢などで細胞外液量が急に不足すると脱水症を起こす．たとえば高所登山では渇きの感覚が起こりにくいために，水分の摂取が不足しがちになり，十分な水分を摂取しないと脱水症になる．体重の2％くらいの脱水では，のどの渇きを訴え，尿量が減る程度だが，10％前後の脱水になると，脳の働きに影響が現れ，錯乱や昏睡を起こすこともあり，危険である．脱水症は水分の不足以外にも塩分の不足により起こる．発汗で体液が損失したときに，水ばかり摂取して塩分を補わないと，頭痛や嘔吐，意識混濁などを伴う．

　細胞外液が過剰に多くなった場合には浮腫を起こす．浮腫は血液の水分が，血管外に漏れ出ることにより生じる．栄養不足や腎臓病では血液中のタンパク質が減少して，血管の外の水分が回収できなくなり，浮腫を生じる．ほかにも心不全やがん，アレルギーなど様々な病態で生じる．

体液の浸透圧　細胞膜や毛細血管は半透性を備えており，循環血液中を流れている酸素や栄養分は必要に応じて毛細血管から間質液中に移動し，ついで細胞膜を通じて細胞内に取り込まれる．また細胞の不要な物質は間質液中に排出され，毛細血管壁を通って血漿中に入る（**図3-20**）．

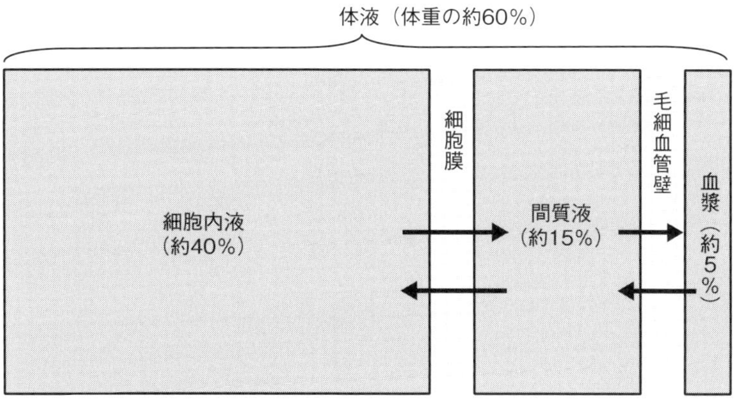

8. 体液の変化に対応するしくみ　59

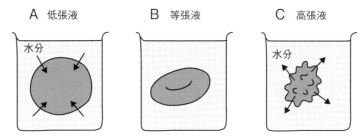

図 3-20　体液の区分と体重に占める割合[i]

図 3-21　細胞の生存に欠かせない浸透圧[i]

　細胞の主な構成成分はタンパク質であり，細胞の中で陰イオンとして存在する．この陰イオンに引き寄せられて，細胞の中にはカリウム陽イオンが大量に存在する．一方細胞の外にはナトリウム陽イオンと塩素陰イオンが多く含まれ，その濃度は0.9%に維持されている．

　細胞の中と外では溶けている溶質が異なるにもかかわらず，その濃度は厳密には釣り合っている．これは溶質濃度が低い方から高い方へ，水が移動するためである．水が移動する時に生じる力を浸透圧とよび，細胞内外で一定に保たれている．仮に細胞の外が細胞の中より浸透圧が高いとすると，半透膜を通って細胞内の水分が細胞外に流れ出し，細胞は死んでしまう（図 3-21C）．逆に細胞の中が細胞の外より浸透圧が高いと，細胞の中に水分が流れ込んで細胞は破裂してしまう（図 3-21A）．

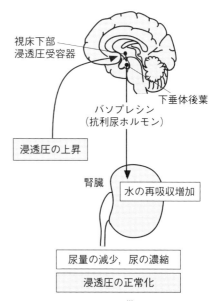

図 3-22　浸透圧の調節[ii]

　体液あるいは血液の浸透圧が一定に保たれるのは，身体にそのための調節系が備わっているからである．塩辛いものをたくさん食べて血液の浸透圧が高まると，脳内で浸透圧をモニターするセンサーが刺激され，尿量を抑えるホルモン（バソプレシン）が分泌されて腎臓に働きかけ，尿量が減る（図 3-22）．のどが渇き，水分を取りたいと感じて，水分を摂取する行動も起こる．そうした結果，細胞外液量が増えて，血液の浸透圧を下げる方

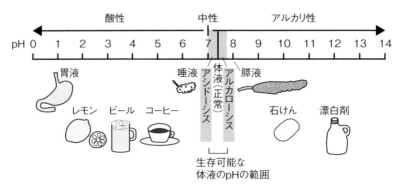

図 3-23 体液といろいろな物質の pH

向に働く．逆に，多量の飲水などによって血液の浸透圧が低下した場合には，バソプレシンの分泌が減り，尿量が増えて，血液の浸透圧を上げる方向に働く．

体液の pH 　pH とは水素イオン（H^+）濃度の逆対数で，水素イオン濃度が増えると pH は小さくなって酸性に傾き，水素イオン濃度が減ると pH は大きくなってアルカリ性に傾く（図 3-23）．pH 7.0 の溶液（純水）は中性である．多くの食品が代謝分解されて酸性物質を生じるため，体液は酸性に傾きやすいが，血液中の重炭酸イオン（HCO_3^-）などの働きで中和されて，肺や腎臓に運ばれ，二酸化炭素が肺から，水素イオンが腎臓から排泄されることによって体液の pH は 7.35～7.45 と非常に狭い範囲内に一定に保たれている．

体液の pH が正常範囲を超えて酸性側に向かう状態をアシドーシス，正常範囲を超えてアルカリ性側に向かう状態をアルカローシスと呼び，どちらも病的状態である．体液の pH が 6.8 以下か 7.8 以上になると死につながる．

9. 環境の変化を受け取るしくみ

1. 感覚の特徴

私たちの祖先は猛獣から逃げるために，あるいは食料を得るために，常に外界の状況を把握して行動していたであろう．感覚の種類には，古くから「五感」といわれた視覚，聴覚，触覚，味覚，嗅覚が含まれる．さらに皮膚の様々な感覚，手足の関節の動きや身体各部位の位置感覚，平衡感覚などもある．その他にも，血液の浸透圧や膀胱の充満度など，ほとんど意識に昇らない身体内部の感覚もある．

人間の眼は 400～800 nm の光線をとらえるが，赤外線や紫外線を受けても感覚は生じない．眼や耳などの感覚器官にはそれぞれ特殊な刺激に応じる感覚受容器が存在する．感覚受容器で受け取られた感覚の情報は，大脳新皮質の感覚野に送られて様々な感覚を起こし，さらに連合野に送られて知覚され，認識される（p. 52 参照）．

2. 体性感覚

体性感覚には，皮膚の受容器が受け取る皮膚の感覚と，皮下の筋肉，腱，関節などの受容器が受け取る深部の感覚がある．

皮膚は圧迫や接触を感じるだけでなく，冷たさ，温かさ，痛みをも感じ取る．皮膚の表面にはこれらの感覚に敏感な部位が点状に散在しており，それぞれ触圧点，冷点，温点，痛点という．これらの点の分布密度は身体の各部位によって異なるが，平均すると皮膚1cm^{2}当たり，触圧点25，温点1〜4，冷点2〜13，痛点100〜200である（図3-24）．

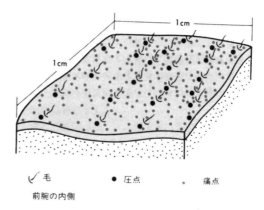

図3-24 ヒトの皮膚上の圧点と痛点[vi]
痛点の位置はvon Freyの刺激毛で決定された．

眼を閉じた状態でも，手足の位置や曲がりぐあい，その動きなどを感じ取ることができる．これらの感覚を深部感覚という．

3. 特殊感覚

特殊感覚には味覚と嗅覚，聴覚と視覚，それに平衡感覚がある．

味　覚　味の基本感覚として，あまい（甘），すっぱい（酸），にがい（苦），しおからい（塩），うまみ（旨）の5つが区別される．和食の原点でもある旨みは，1908年，池田菊苗（1864-1936）がだし昆布の中から見いだし，英語でもUMAMIと表示される．これらの基本味が組み合わされて多種多様な味が構成される．味覚の慣れは著しく，またたく間に感覚は弱くなる．

基本味のうち，閾値がとりわけ低いのが，酸味と苦味である．閾値が低いということは，その味に敏感であることを意味する．食べ物は腐ると酸っぱくなり，苦味物質にはしばしば毒性が含まれるので，酸味と苦みの閾値が低いことは防御に役立つ．「良薬口に苦し」といい，薬には苦みがある．薬の量を誤れば死につながることから，安易にそれを受け付けないよう，苦味を感じやすくする働きが身体に備わっているのだろう．

味のもととなる化学物質の刺激は，舌の表面にある味蕾というつぼみの形をした受容器で受け取られる（図3-25）．味蕾の中の味細胞は，絶えず新しいものと置き換わっているが，高齢になると置き換わりが進まず，味を感じにくくなると考えられている．

嗅　覚　動物ほどではないが，人間の鼻は多くの物質をかぎわけることができる．嗅覚の感受性は，鼻の構造上の偏りにより個人差がある．2種類以上の物質を混合すると第3の匂いが生じる．これを利用して，悪臭を減弱させることができる．人は匂いに敏感であるが，一方で同じ匂いにはすぐに慣れる．都会の空を舞う無数の化学物質の匂い

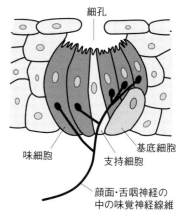

図3-25 味覚器の構造

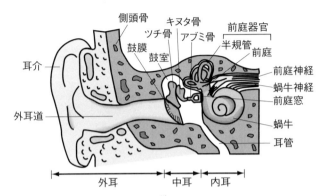

図 3-26 聴覚器（耳）の構造[ii]

に，人は知らず知らずのうちに慣れてしまっている．他の感覚ほどではないにしろ，嗅覚も加齢とともに低下するといわれている．嗅覚の減退は認知症と関連性があるとの報告もある．

聴　覚　自然界に存在するいろいろの周波数の音の中から，人間の耳は 20～20,000 Hz の周波数の音をとらえる．感受された音については，高さ，強さおよび音色を区別することができる．音の高さを決定するのは主として周波数である．普通の会話の周波数の範囲は 200～4,000 Hz であり，その範囲では周波数が高い方が高く聞こえる．音の強さは音圧と音の振動数が関係する．

音の波は，外耳道を通って鼓膜を振動させる（図 3-26）．鼓膜の振動は，これに連なる耳小骨によって増幅されて内耳に伝えられ，聴覚受容器である蝸牛のコルチ器官に存在する有毛細胞に感受される．

難聴は，障害を受けた場所によって伝音性難聴と感音性難聴などに分けられる．伝音性難聴は外耳や中耳の障害によるもので，鼓膜の損傷や中耳炎などで起こる．感音性難聴は内耳や聴覚の伝導路の障害によるもので，音を受け取る聴覚受容器や神経，脳の障害などで起こる．また，あるレベル以上の大きい音に持続的に曝された場合，聴覚受容器の細胞が変性し，難聴をきたすことがある．

平衡感覚　平衡感覚は，重力の変化や直線運動および回転運動の変化を感じ取る重要な感覚であり，内耳で受容される．これによって身体の置かれている位置や運動の状況を把握し，適切な姿勢をとり，身体を安定させることができる．

視　覚　進化の過程で，人間の眼は顔の側方から正面に移動し，視野が広がったと考えられている．現代社会に生きる人々は視覚に強く依存している．

人間の眼は，物体の色や形，明るさに関する情報を受け取る．光は水晶体というレンズを通り，眼球の最も内側にある網膜という層に達する（図3-27）．網膜には1億個以上もの視細胞があり，そこで光の情報が感じ取られる．その情報は視神経に

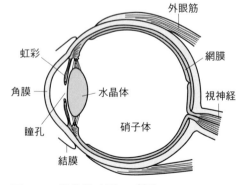

図 3-27　視覚器（目）の構造

よって脳後方の視覚野に運ばれる.

　遠近の調節をする際には，眼鏡のレンズと同じく，水晶体というレンズの厚みを変えることによって光の屈折の度合いを変え，焦点を合わせる．水晶体はゼリーのような弾力性のある組織で，年をとり，水晶体が硬くなると近くに焦点を合わせにくくなる（老眼）．また水晶体が濁ると視野がぼやけたりかすんだりする（白内障）．60 歳代で 66〜83％，70 歳代で 84〜97％，80 歳代で 100％の人に白内障が認められる.

　人種による瞳の色の違いは虹彩の色素量の違いによる．虹彩の中央の開口部（瞳孔）を通って，光は眼球に入る．虹彩には瞳孔を縮めたり拡げたりする筋肉があり，入って来る光の量を調節する．日差しが強く明るいところでは瞳孔が縮んで入射する光を減らし，薄暗いところでは瞳孔が拡がって，より多くの光を受ける.

第4章 ストレスへの対応

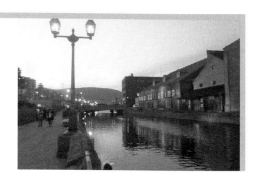

1. ストレスとは

緊急反応　現代社会の中で私たちは，様々なストレスに曝されながら生きている．ストレスに対処しやすい体の状況を作り出す反応は，キャノン（p. 40参照）によって初めて観察され，生体が緊急事態に遭遇した際にいち早く作動するとして「緊急反応」と呼ばれた．キャノンは若い頃，当時発明されたばかりのレントゲン装置を使い，ストレスで興奮したネコの胃腸の運動が抑制される様子を観察している．その後，この反応が交感神経−副腎髄質系（p. 70参照）によることを明らかにした．X線を自身も浴び白血病に悩まされながらも，情動の生理学的研究を精力的に行い，ホメオスタシスの概念をも生み出した．

ストレス学説　ストレスは慢性的にも起こりうる．ハンス・セリエ（H. Selye, 1907-1982）は，多くの病人たちが共通して頭痛や関節痛，胃腸の不調や食欲不振などを訴える様子に着目した．そして様々な条件下で，胸腺・リンパ組織の退縮，胃・十二指腸潰瘍，副腎肥大といった共通の生体反応が起こりうることを認め，この非特異的な反応をストレスと呼んだ．セリエはストレスに急性期や疲憊期があり，体の抵抗力が初期には強まり，ストレスが続くと弱まるというストレス学説を提唱した（図4-1）．

ストレスという言葉は，本来は力によって物体に生ずるゆがみを意味する工学用語であるが，キャノンが医学の世界に持ち込み，セリエは生体に刺激が加えられた際に生体に生ずる反応（歪

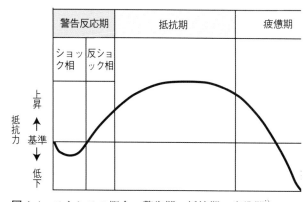

図4-1　ストレスの概念—警告期，抵抗期，疲憊期[i]

み）をストレス，外から加えられる刺激をストレッサーと概念化した（現在ではストレッサーの意味でもストレスということが多い）．ストレッサーは暑さや寒さ，騒音，人間関係や仕事の悩みなど，実に多様である．

3通りのストレス反応

ストレスに対処するには，自らストレスの対象に立ち向かうか（Fight 闘争），その対象からいち早く逃れるか（Flight 逃避），あるいは諦めて対象が消えるのをじっと待つか（Freeze すくみ）がある（図4-2）．先の2つは防衛反応とよばれ，交感神経系の非常に強い活動が基本にある（図4-3）．瞳孔散大，心機能促進，気道拡張，消化管機能抑制など，闘争・逃避に都合の良い態勢が作られる．これに対して，諦めるパターンでは副交感神経の非常に強い活動があり，心

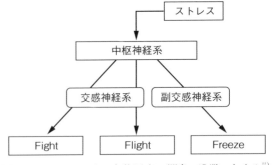

図4-2　ストレス時の身体反応—闘争，逃避，すくみ[ii]

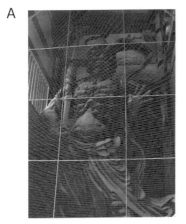

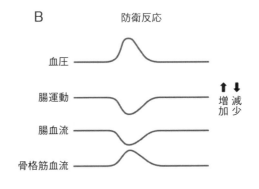

図4-3　防衛反応
A：仁王像，B：防衛反応時の自律機能[iii]

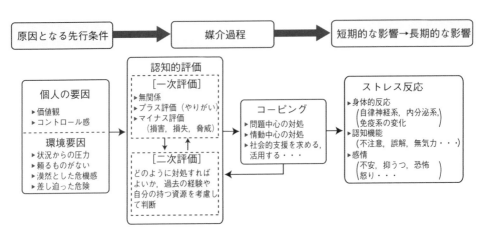

図4-4　ストレス時の心身の反応[iv]

拍と血圧が低下し，代謝が減る．ストレスに対してすくんでしまうことから，死にまね反応ともいう．クマムシは水がなくなると，死んだように極端に代謝を減らし生き延びるという．いずれのパターンも生き抜くために必要な適応反応である．

身体と心のストレス反応 リチャード・ラザルス（RS. Lazarus, 1922-2002）は1984年，セリエのストレス説をもとに心理・社会的ストレスに対する反応を理論化した（図4-4）．ストレスへの反応には，前提として個人の素因（例：楽天的あるいは悲観的）や環境要因（例：溢れそうな河に近いあるいは離れている）が関与する．ついで実際のストレスに対しては，個人の過去の経験や知識を参考にして危機に反応する（例：溢れそうな河から遠くに逃げる，あるいは大丈夫ととどまる）．ストレスが長く続くと身体反応（例：免疫機能の低下），認識反応（例：疲れて不注意になる），感情反応（不安，恐怖，鬱，怒り）が起こる．

2. ストレスと自律神経系

1. 自律神経系

私たちの体の中で最も基本的な循環・呼吸・消化・代謝・分泌・体温維持・排泄・生殖などの機能は自律機能とよばれる．自律神経系は内臓の平滑筋，心筋，および腺を支配し，自律機能を協調的に調節している．末梢神経系のうち体性神経系（運動神経系と感覚神経系）が意識的な制御を受けるのに対し，自律神経系は意識的な制御を受けない（図4-5）．

交感神経と副交感神経 自律神経系の遠心路は，胸髄と腰髄から出る交感神経系と，脳幹と仙髄から出る副交感神経系の2つの系より構成される（図4-6）．大まかな特徴として，交感神経系は活動に適した状態，副交感神経系は活動に備えた状態を整えるといえる．たとえば，活動時には交感神経活動が高まり，その結果血圧が上昇し，心機能が高まり，消化管の機能はむしろ抑制される．副交感神経活動が高まると，消化管の働きが活発となり食物の消化吸収が亢進し，体内でエネルギーや栄養源が蓄えられ，心臓などの働きはむしろ抑制される．

二重支配 内臓器官の多くは，交感神経と副交感神経によって二重に支配されている．このような二重支配（両神経系による支配）を受ける器官として，心臓・気道・胃腸・膀胱・膵臓・涙腺・唾液腺などがあげられる．これに対し，瞳孔散大筋・副腎髄質・脾臓・腎臓・立毛筋・汗腺・大部分の血管は交感神経のみ，瞳孔括約筋は副交感神経のみの支配を受けてい

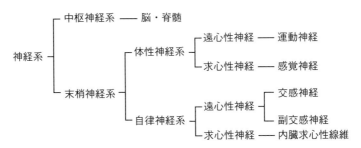

図4-5 神経系の分類

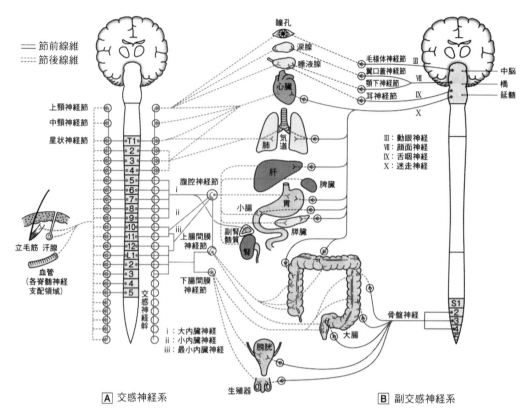

図 4-6　自律神経系の遠心路[ii]

る．一部の血管は，副交感神経支配をも受ける．

拮抗支配　一般に，交感および副交感神経による同一器官に対する作用は逆であり，これを拮抗支配という（**表 4-1**）．たとえば，心拍数は交感神経の活動によって促進され，副交感神経の活動によって抑制される．また，胃腸管の運動および分泌機能は交感神経の活動によって抑制され，副交感神経の活動によって促進される．これに対し，唾液腺の分泌は拮抗支配を受けておらず，交感神経及び副交感神経の両者の活動によって促進される．

内臓求心性線維　自律神経系には遠心路のほかに求心路もある（**図 4-5**）．求心路の神経は内臓求心性線維とよばれ，内臓からの情報を中枢神経系に伝える．内臓求心性線維の伝える情報として血圧，胃腸や膀胱の充満度などの物理的情報や，内容物の酸性度や電解質濃度などの化学的情報がある．このような内臓からの求心性情報の大部分は感覚として意識に上らないが，種々の器官に反射性反応を引き起こして自律機能を調節する．一方，飢餓・渇き・悪心・便意・尿意などの臓器感覚や内臓の痛み感覚は，感覚として知覚され，認識される．

反射性調節　自律神経機能は多くの場合，中枢神経系を介して反射性に調節されている．反射とは，刺激を感受する受容器，それを中枢神経系に伝える求心路，求心性情報を統合処理し，指令を発する統合中枢（反射中枢），統合中枢の指令を効果器に伝える遠心路，反応を起こす効果器の5要素よりなる（**図 4-7**）．反射は，求心路と遠心路が自律神経系と体性神経系のどちらに属するかによって，**図 4-8** に示すように4種類に大別される．このうち自律神経機能の

表 4-1 交感神経遠心路と副交感神経遠心路の働き[ii]

効果器	交感神経活動に対する応答	副交感神経活動に対する応答
眼	散瞳・毛様体筋弛緩	縮瞳・毛様体筋収縮
涙腺	軽度分泌	分泌
唾液腺	軽度分泌	分泌
心臓	心拍数増加 心収縮力増加(心房・心室) 伝導速度増加	心拍数減少 心収縮力減少(心房のみ)
気道・肺	気管支筋弛緩＊1 血管収縮	気管支収縮 気管支腺分泌
肝臓	グリコーゲン分解, 糖新生	グリコーゲン合成
脾臓	被膜収縮	―
副腎髄質	カテコールアミン分泌	―
胃腸管	平滑筋弛緩(運動性抑制) 括約筋収縮 分泌抑制	平滑筋収縮(運動性促進) 括約筋弛緩 分泌促進
膵臓	膵液分泌減少 インスリン分泌抑制 グルカゴン分泌	膵液分泌 インスリン分泌
腎臓	レニン分泌 Na^+再吸収促進	―
直腸	平滑筋弛緩 括約筋収縮	平滑筋収縮 括約筋弛緩
膀胱	排尿筋弛緩 三角部と括約筋収縮	排尿筋収縮 三角部と括約筋弛緩
生殖器	男性性器射精	男性性器勃起
汗腺	分泌	―
血管	収縮	―＊2
立毛筋	収縮	―
骨格筋	グリコーゲン分解	―

＊1 ヒトでは直接的な作用ではない.
＊2 顔面の皮膚・粘膜, 生殖器官, 頭蓋(脳など)では血管拡張

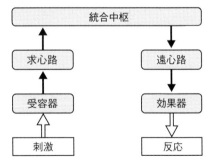

図 4-7 反射弓の一般的要素

反射性調節には, 以下の①②③の反射が関与する.

① **体性―内臓（自律神経）反射**：体性求心性神経である感覚神経を求心路とし, 自律神経を遠心路とする反射（**図 4-8** ①）. 皮膚や粘膜, 筋, 腱, 関節からの感覚を体性感覚と総称する（p.61 参照）. これらの感覚は意識にのぼり, 行動や感情, 思考などに様々な影響を与えると同時に, 自律機能にも種々の反射性反応を引き起こす.

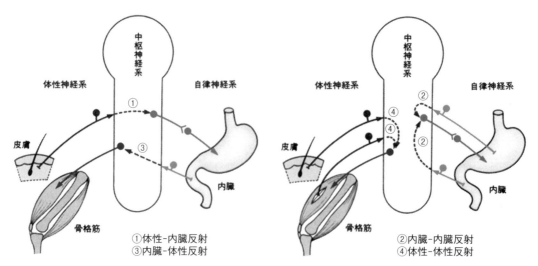

図 4-8 自律神経と体性神経による反射性調節[ii]

　体性—自律神経反射は，たとえば寒冷刺激によって皮膚の血管を支配している交感神経の活動が亢進して皮膚の血管が収縮し，体熱の放散を防ぐ体温調節反射など，各種の生理機能の自律性調節において重要な役割を果たしている．また皮膚に侵害性刺激が加わると自律神経系を介して反射性に心拍数や血圧が上昇する．このような自律機能の変化によって，より多くの酸素やエネルギーが血流によって筋肉に運ばれることになり，有害な刺激から逃げたり，防衛したりする際に必要なエネルギーを供給するのに役立つと考えられる．

　皮膚，筋や関節などに刺激を加えることによって内臓機能の改善を図る治療法として，マッサージ，温冷湿布，鍼灸療法などが行われている．これらの治療効果には，体性感覚刺激によって内臓に起こる反射性反応が関与している場合が多い．

　② **内臓—内臓反射**：内臓求心性線維を求心路とし，自律神経を遠心路とする反射（図 4-8 ②）．たとえば，圧受容器反射による血圧の調節や，胃腸管の刺激によるその運動と消化液の分泌の調節など，多くの内臓機能はこの反射により常時調節されている．

　③ **内臓—体性（運動）反射**：内臓求心性線維を求心路とし，体性運動神経を遠心路とする反射（これは厳密な意味での自律神経反射ではない）（図 4-8 ③）．肺が伸展する，あるいは低酸素の情報によって呼吸の活動が調節される呼吸反射，膀胱が伸展する情報によって尿道の筋肉の活動が調節される排尿反射などがある．また内臓の病変で激しい腹痛が起こったとき，腹筋が緊張することがある（筋性防御）が，この現象の一部も内臓—体性反射に該当する．

2. ストレスと交感神経—副腎髄質系

　副腎の内側にある副腎髄質は交感神経によって支配されており，身体にストレスが加えられると，視床下部からの情報によって副腎に分布する交感神経の活動が亢進して，カテコールアミンの分泌が増える（図 4-9, 10）．カテコールアミンとはノルアドレナリン，アドレナリン，ドパミンの総称で，ヒトの場合，副腎髄質に含まれるカテコールアミンの大半はアドレナリンである．ストレス時に分泌されたカテコールアミンは，様々な器官に作用して血糖値を上げたり心臓の収縮力を増

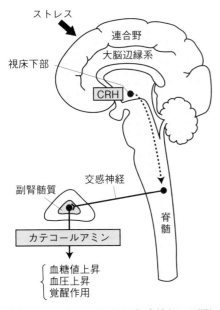

図4-9 ストレスによる交感神経―副腎髄質系の反応[ii]

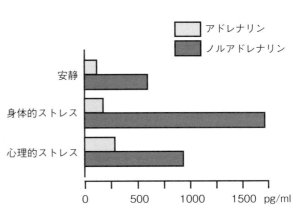

図4-10 ストレスの血漿カテコールアミン濃度に及ぼす影響[v]

やし，交感神経機能全体を高める．分泌が過剰になると覚醒作用をも発揮し，ストレスに対する積極的な行動を誘発するのに役立つ．

3. ストレスと内分泌系

1. 内分泌系

　内分泌系は神経系と同様に生体機能の調節系として働く．神経系が主に迅速な調節を行うのに対し，内分泌系は主として緩慢だが長期にわたるような調節を行う．

　内分泌系による生体機能の調節は，内分泌腺から分泌されるホルモンによってなされる．ホルモンとは一般に内分泌腺にある内分泌細胞から体液中に分泌され，主として血液を介して身体の器官に達し，微量で特異的な効果を及ぼす物質をいう．内分泌腺には下垂体，甲状腺，副甲状腺（上皮小体），膵臓のランゲルハンス島，副腎，卵巣，精巣，松果体などがある（図4-11）．先にあげた副腎髄質から分泌されるカテコールアミンあるいはアドレナリンもホルモンの一つである．現在60種類以上のホルモンが知られている．

2. 副腎皮質ホルモンとストレス

　ストレスの際には先述の副腎髄質に加えて，外側の副腎皮質でも反応が起こる．ストレスがかかると，副腎皮質ホルモンの分泌が増える．その結果，血糖値は高まり，炎症や免疫が抑えられて，ストレスの際にショック状態に陥るのを防ぐ．副腎皮質ホルモンは脳の下垂体前葉から分泌される

副腎皮質刺激ホルモン（ACTH）の刺激により分泌される．さらに副腎皮質刺激ホルモンは，視床下部から放出されるホルモン（CRH）の刺激により分泌される（図4-12）．

ヒトの副腎皮質ホルモン分泌量を測定すると，本来サーカディアンリズムを持ち，ストレスがないときには朝高く夜低いというリズムがある（p.57参照）．しかし心理ストレスを加えると，このサーカディアンリズムに関係なく副腎皮質ホルモンが増える（図4-13）．

3. 種々のホルモンとストレス

図4-11 ホルモンの分泌腺を備えた器官[vi]

ストレスは様々なホルモン分泌に影響を及ぼす．たとえば，仔ラットに母ラットから引き離すストレスを加えると，下垂体前葉からの成長ホルモンの分泌が低下して，身体発育が障害される．この際，仔ラットにブラシでこする触刺激を加えると，成長ホルモンの分泌低下が防がれる（p.23参照）．

電気ショックや心理的ストレスなど，ある種のストレスは鎮痛効果を誘発するが，これはストレスにより下垂体前葉からACTHが分泌される際，同時に内因性の鎮痛物質（オピオイド）のβ-エ

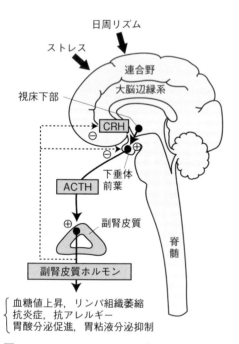

図4-12 ストレスによる視床下部—下垂体前葉—副腎皮質系の反応[ii]

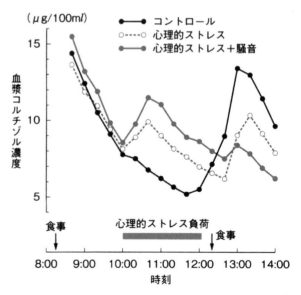

図4-13 ストレスの血漿コルチゾル濃度に及ぼす影響[vii]

ンドルフィンが血中に放出されたり，脳脊髄液中にエンケファリンなどが遊離されるためであることが報告されている．

4. ストレスと脳

哺乳動物の脳に遺伝的に組み込まれている Fight・Flight・Freeze の3通りのストレス防衛反応は，人間の場合，生後ゆっくりと発達する大脳の新皮質によって制御されている．新皮質の神経回路を構成するシナプス伝達は使うことによって増強し，使わないと減弱するという可塑性を備えており，学習や経験を重ねるごとに再構築され，生涯発達することが可能である（p. 52 参照）．Fight・Flight・Freeze 反応も生涯発達する新皮質の影響のもと，ストレス時に多様な形で発揮される．乗り越えられると判断したストレスには，果敢に挑戦して達成感を味わい，生きる自信に繋げることができよう．しかし時にはストレスから逃れ，あるいはストレスをやり過ごし，次の活動に備えて身体内部を充実させることが大切である．

5. 外部環境によるストレス

生命は突然変異や自然選択を繰り返して進化してきた．私たち人間の祖先もまた，喰うか喰われるかのストレスに曝されながら，より安全な場所へと移動を繰り返し，長い時間をかけて地球環境に適応してきたと思われる．日常の生活では気づかないが，私たちは地球の産物である酸素，水，食料などに依存して生きている．息苦しさ，飢餓，渇きは生物にとって最も大きなストレスであり，これらの不足は時に命を脅かすこともある．

人類は道具を使って自然環境に働きかけ，火を使い，住居を作って寒さから身を護り，地球の各地で生きることができるようになった（1章参照）．また電化製品を作り出し，快適で心地よい生活空間をも手にした．ただ，人工的に作られた快適な環境で長期間暮らす現代人は，自然の脅威に曝されたとき無力になりかねない．

暑さや寒さ，酸素不足や高酸素，放射線，紫外線，赤外線，水害，渇水，食糧不足など，様々な環境ストレスがある．大気汚染や騒音など，人が自然に手を加えた結果生じたり増大した環境ストレスもある．酸素や温度環境については3章，紫外線や大気汚染については6章に記載する．

騒　　音　　人口密度の高い都会に住む現代人の多くは，程度の差こそあれ，騒音という環境ストレスに頭を抱える．騒音は，音の強さ・性質・持続時間だけでなく，個人の記憶や体質など様々な条件で感じ，不快な情動・睡眠障害・難聴などの身体反応を起こす．小さな音でも状況によって煩わしいと感ずることもある．子どもの頃に聞いた懐かしいメロディーは大人になっても心をなごませてくれるが，聞きなれない音楽は騒音として感じられることもある．

水ストレス　　地球の70%を海が占めるが，海水をそのまま飲み水とすることはできない．地球上で利用できる淡水の量は極くわずかである．世界の人口が増え続け，生活レベルも向上する中，一人当たりに供給できる水資源は減っている．ファルケンマーク氏（p. 1 参照）は水の重要性を訴え，一人当たりに供給されうる水の量に応じて，世界の地域を「水ストレス

のない状況」，「水ストレスのある状況」，「絶対的水不足の状況」の3段階に分類した．世界全体でみれば「水ストレスのない状況」でも，アフリカやアジアの一部の地域は「水ストレスのある状況」もしくは「絶対的水不足の状況」にある．2050年には世界人口の40％以上が深刻な水不足に見舞われると予測されており，海水の淡水化，下水の再利用化が進められている．ファルケンマーク氏は水がすべての起源であることを，水が大好きで水に興味のある子どものうちから教えることの重要性を唱えている．

6. 身体的ストレス

　身体的ストレスには痛み，病原菌による中毒，外傷，アレルギー，疲労，病気などに伴うストレスがある．アレルギーを始めとする疾患については5章に記載し，ここでは痛みについて解説する．

1. 痛　　み

　ストレスの中でも体に痛みを与える刺激は最大のストレッサーである．身体には環境の変化を受け取って脳に知らせる様々な受容器が存在するが，とりわけ痛みを感じとる受容器は全身に隈無く分布している．皮膚の痛み受容器である痛点を調べてみると，圧点に比べ10倍程度，温点や冷点に比べ100倍程度もある（p.61参照）．痛みは有害な刺激から身を護る行動を起こす警告的な意味を持つ．

皮膚の痛み　皮膚の痛みには速い痛みと遅い痛みとがある．針で皮膚を突き刺すと，瞬間的に鋭い痛みを感じる．この時の痛みは局在性が明確で，刺激がやむとすぐに消えてなくなる．刺激が強い場合，この後に鈍い焼けつくような痛みが続くことがある．このような遅い痛みは空間的な広がりを持ち，ゆっくりと消失する．何日も続く痛みは身体にとって長期のストレスとなり，心身に様々な症状を引き起こす．日焼けや熱，極度の低温，X線，剥離などによって皮膚が傷害を受けると，痛みを感じるが，これは損傷された組織の細胞から局所的に，ブラジキニ

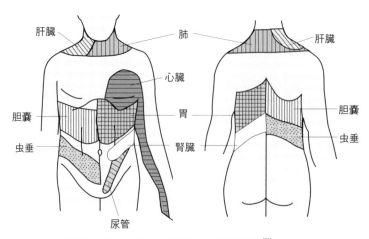

図4-14　関連痛―内臓の痛みを投射する皮膚部位[viii]

ンやカリウムイオンなどの発痛物質が放出されることによる.

身体深部の痛み 皮下組織,筋肉,関節など身体の深部から起こる痛みもある.身体深部の痛みは皮膚の痛みと異なり,一般に局在性に乏しく,持続的な鈍痛である.激しい運動の後や筋肉の循環障害時に起こる筋肉痛や,脳の血行障害や脳圧変化などによって起こる頭痛などがある.人間は他の動物と異なり,二本足で立って首で頭を支える構造を持つ.このため首や腰には大きな力がかかりやすく,肩こり,腰痛など,慢性の負荷による痛みが多い.

内臓の痛み 内臓の痛みも,局在がはっきりしない,持続性のうずく痛みで,吐き気や自律神経反射を伴う.胃や胆嚢,尿管などが痙縮を起こした際には痛みを生じる.内臓の血行が悪い場合にも発痛物質が遊離されて痛みを起こす.内臓や胸膜,腹膜などに異常があるとき,皮膚に感覚過敏や痛みを感じることがある.これは関連痛とよばれ,病変臓器によって特異的な皮膚部位に現れるので,臨床診断上重要である.狭心症のときに左胸や左手に感じる痛みや,尿管結石のときに股のつけ根に放散する痛みなどがある(図4-14).

2. 痛みによる身体の反応

痛みによって身体に様々な反応が起こる.

① **情動反応**:痛みのために,不安,苛立ち,悲哀など様々な情動反応が起こる.痛みが続くと恐怖感,抑鬱,絶望感などを示す.

② **運動系の反応**:手足などに痛み刺激が加えられると,痛みを起こす刺激を避けようとする屈曲反射が起こる.内臓痛覚では腹筋が反射性に収縮する(筋性防御,p. 70参照).

③ **自律神経系の反応**:痛み刺激により自律神経の活動が反射性に反応して,血圧が上昇したり,消化器の働きが抑制されたりする.

④ **内分泌系の反応**:痛み刺激により副腎皮質ホルモンやバソプレシンなどの分泌は反射性に増加する.免疫機能の低下を引き起こすことも多い(p. 72参照).

3. 痛みの評価

傷害などの急性の痛みは運動機能,自律機能,内分泌機能のような生体反応を測定することによりある程度の評価ができるが,原因がわからない痛みや長く続く痛みは生体反応だけでは評価が難しい.

個人が認識する痛みを評価する方法として感覚的評価法,情動的評価法が行われている.感覚的評価は痛みの感じ方を「痛みのない状況から最大の痛みまで」に分け,痛みがどのあたりに相当するかを答える方法である.視覚的アナログスケール(Visual Analog Scale, VAS)などが用いられる.痛みを多元的に評価する方法としては,カナダのメルザック(R. Melzack)が作成した調査法が使われることが多い.

4. 痛みへの対処

① **薬物療法**:痛みに苦しむ人はまず薬に頼ることが多い.最も多く使われるのはアスピリンなどの非ステロイド性抗炎症薬(NSAIDs),アセトアミノフェンなどの鎮痛薬である.激しい痛みには医師の指導の下でモルヒネのような麻薬性オピオイドが用いられる(オピオイドには非麻薬性のものもある).脳内にはオピオイド受容体があり,モルヒネは微量でもこの受容体に作用して痛

みを抑える．脳内で作られるオピオイドは内因性鎮痛物質（β-エンドルフィン，メチオニンエンケファリン，ロイシンエンケファリン）といわれ，一時的に痛みを抑えるのに役立つ．炎症を抑えるステロイド（副腎皮質ホルモン）や痛みの不安を和らげる向精神薬，限局した痛みを抑える局所麻酔も使われる．

② **物理療法**：各地で伝統的に用いられてきた鎮痛法については科学的な解明が進んでいる．肩こりなど痛みが血流不足で起きている場合，温熱療法は温かい刺激で心地よい安心感を起こし，局所の血流を増して痛み物質を除去する効果がある．逆に打ち身などで血管の拡張が起きている場合には，冷却療法で局所の血流や代謝を抑えることで鎮痛効果をもたらす．

運動療法は筋，関節，骨，腱，靭帯を修復し，呼吸や心血管系の働きを改善して鎮痛をもたらす．鍼灸，マッサージ，指圧などは，痛みのある皮膚や筋の血流改善や刺激による内臓器官の調節に効果がある（体性—自律神経反射，p. 70 参照）．

7. 心理・社会的ストレス

気候のような環境ストレス，痛みのような身体的ストレスにはある程度共通の理由があるのに対し，人間関係から生じる心理・社会的ストレスは個人の受け取り方によって異なり，その程度も軽いものから気がつかないうちに取り返しのつかない深刻な状況をもたらす場合もある．人は豊かになりたい，幸せになりたい，一流のスポーツ選手になりたい等，いろいろな可能性を夢見て生きている．期待通りにならないことを認識したとき，不安，怒り，憂鬱，落胆など様々な心理的ストレスが生じる．家族間の不和，過剰な仕事量，人間関係の確執，経済的負担の増大等，社会環境が大きく変わりつつある現代社会での心理・社会的ストレスは多様である．

1. 職業とストレス

情報通信技術の急速な進歩は職業形態を日進月歩の勢いで変えている（p. 16 参照）．仕事をロボットに任せる機会も増えてきた．工場や会社における職場だけでなく家庭での職業参加も可能となっており，職業上の自由度は現在が最も大きいといえよう．それにもかかわらず，職業を持つ人々のストレスは以前より大きくなっているように思える．価値観の移り変わり，終身雇用制度の衰退など理由は様々だ．何かに踊らされた悲しい労働者の姿を描いたチャップリンの映画「モダン・タイムス」は現在にも通じる不朽の名作である．

どの時代にも，どの職業でも，何らかのストレスがあり（図 4-15），回避できる場合も多いが，個人が感じる苦痛の大きさは個人ごとに異なる．激しい痛みによるストレスを他人は推し量ることができても同じに感じることはできないように，職場で個人が感じるストレスを他人，組織や上司が感じることは難しい．職場で個人がストレスを自覚した時，各々に合った方法でストレスを克服することが望ましい．一方，2015

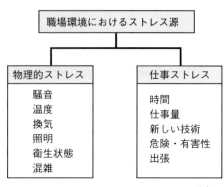

図 4-15 職場環境におけるストレス源[ix]

年に施行された「ストレスチェック制度」により労働者のストレス状態の把握と職業環境の改善など，事業所のストレス対策も重要視されている．

2. 心理・社会的ストレスへの対応

心理・社会的ストレスの軽減を目指す方法として薬物療法や物理療法（p.76 参照）に加え，音楽療法，自律訓練法，環境調整，バイオフィードバック，アロマテラピー，アニマルセラピーなどがある．

① **音楽療法**：音楽活動では大脳皮質の広い領域が活動することが分かっている．がんによる痛みの緩和，手術後の不安の緩和など，医療，看護，介護の分野で広く音楽療法が用いられている．音楽療法は記憶の扉を開けるといわれ，認知機能の改善にも効果があるとされる．親しみのある曲ほどリラックス効果が高いといわれる．

② **自律訓練法**：自然な心身の変化過程に沿ってプログラムされた自己弛緩法．訓練により心身をリラックスした状態へ導くことにより，心身の健康状態の回復を図る．

③ **環境調整**：転居など，環境改善によって患者の適応力の改善を図る．

④ **森林療法や自然療法**：森林や川沿い，湖畔など自然の中を散策し心身の安定を図る．ドイツで歴史があり，日本の温泉に癒される人も多い（図 4-16，p.6 参照）

⑤ **バイオフィードバック法**：安静時に現れるアルファ波（脳波）や心拍数などの生体信号の値に目標を設定し，患者本人が意識して目標に達するよう行動の改善を図る．

⑥ **アロマテラピー**：ラベンダーなど，天然素材などの香料を使って心の鎮静化や昂揚感を図る．芳香浴や吸入，入浴，マッサージなどの方法で行われる．

⑦ **アニマルセラピー**：介助犬などのように医療や福祉に役立つ方法や，コンパニオン・アニマルによる安らぎで心身の不調の改善を図る方法がある（図 4-17，p.7 参照）

芸術療法 河合隼雄（心理学者，1928-2007）は著書「働きざかりの心理学」の中で，心の疾患を抱える人々には「気ままな遊び」が必要であるとして，「芸術療法」の効用について述べている．芸術療法とは，描画，箱庭づくり，粘土細工，詩歌や小説の創作，あるいは音楽の作曲，演奏，鑑賞などの創作活動を通じて，治療を行おうとする心理治療の一種である．この療法を患者に施すことで，働く社会において，規律や人間関係などに縛られストレスで固まった心を，子どもの世界に返し，のびのびとさせようとする狙いがある．

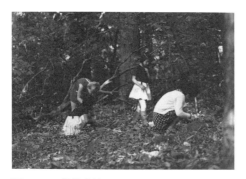

図 4-16　森林療法

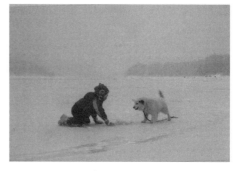

図 4-17　イヌは友達

河合は「人は現代の社会に適応するのに急なあまり，心の自由な動きができなくなっている」と述べている．芸術療法の不思議なところは，患者が創作活動に自由に取り組みだすと，自分の力で治っていく点だという．治療者は人間の心の自由な働きを信じ，それの生ずるのを待つだけという．

森田療法 1919年に森田正馬（1874-1938）によって確立された「森田療法」とよばれる精神療法においても，治療者は患者の気持ちの「あるがまま」を受け入れる．「不安」を人間の持っている自然な感情とみなし，不安との共存をめざし，敢えて取り除こうとしないところに特徴がある．

3. 高齢者のストレスと対応

高齢期は，身体的活動能力が次第に低下してくることにより，また，精神的にも記憶能力が減退するなどで，老いを自覚することになる．社会的にも多くの人が定年による退職，社会的地位の喪失，経済基盤の喪失などを経験する時期である．これらの身体的，精神的社会環境の変化から，不安感が高まり，自信を喪失し，生きる目標を失いがちになる．定年制などの理由をもとに社会で生きようとする人間としての権利を奪わないよう，高齢者の働き方を考え直す時期にも来ている（p.16参照）．

生理的老化と病的老化 高齢者は身体の機能が低下しているため，様々な疾患に罹りやすい．原因のわかる病気に対しては予防的対処を含め早期の対処が重要とされる．一方，自然の老化は避けることができない．高齢者は自然の老化を受け入れ，補償できる方法があれば積極的に受け入れ，生活を楽しむことが大切とされる．

認知症と感性 ピーター・ホワイトハウス（P. Whitehouse）は，アルツハイマー病患者の脳内（前脳基底部）でアセチルコリンを持つ細胞が特異的に死滅していることを1982年に報告し，今日の認知症治療に大きく貢献した米国の医学研究者である．彼は臨床医としての経験をもとにした2016年の論文で，高齢認知症患者への対応として薬理的治療を行うよりも，音楽や絵画を共に楽しむなどのように，患者が持つ本来の感性を大切にし，生活環境に配慮したケアが大切であると提言している．

限りある寿命の中で，少しでも長く健康で高い生活の質（QOL）を保ち生きる必要性が唱えられている（p.80参照）．

8. 死へのストレスと受容

人間の死という概念は，時代や国によって定義や考え方が異なる．現在の日本では多くの場合，医師または歯科医師が死を判定し，死亡診断書を発行することによって死が確定する．この判定に用いられる基準を「死の三徴候」という．

1. 死の三徴候

従来から用いられている死の判定法で，次項の脳死のケースを除いて，以下の三徴候により死の判定が行われる．死の三徴候は「その後，目を覚ますことはない」という経験則である．

① **呼吸の停止**：自発呼吸が不可逆的に停止していることをいう．具体的には聴診によって呼吸音が停止していることを確認する．

② **心拍の停止**：心臓が不可逆的に停止し，脈拍がないことをいう．聴診によって心音が停止していることを確認し，さらに頸動脈などの大きな動脈に触れて拍動が触れないことを確認する．

③ **瞳孔散大・対光反射の消失**：瞳孔が開き，ペンライトで光をあてても瞳孔が縮小しないことを確認する．これは脳幹の機能が失われたことを反映している．

2. 脳　　死

現代の医療では，呼吸と心臓の拍動は人工的に維持できるようになったが，脳は人工臓器による代用が不可能である．このため，脳幹を含む全脳の機能が不可逆的に停止した状態を人の死とする「脳死」の概念が認められている．これによって，脳死者からの臓器移植が可能になったが，脳死判定を受けるか否かは，本人や家族の意思が尊重される．脳死を「人の死として妥当だと思う」と回答する人の割合は米国や西欧で60～71％だが，日本では43％にとどまる．なお，植物状態とは，脳死とは異なり，大脳の機能を失って意識はないものの，脳幹の機能が残存または一部残存している状態をいう．

脳死の判定は，脳障害の原因が確実に診断されていて，それに対してすべての適切な治療を行っても回復の可能性がないと認められる人に対してのみ行われ，以下の判定基準が満たされている必要がある．

① **深昏睡**：意識がなく，顔面の痛み刺激に反応しないことを確認する．

② **自発呼吸の消失**：人工呼吸器を外して自発呼吸をみる無呼吸テストは必須である．

③ **瞳孔の散大と固定**：瞳孔に光を当て，瞳孔が直径 4 mm 以上で，外からの刺激に反応がないことを確認する（対光反射の消失）．

④ **脳幹反射の消失**：対光反射以外に，角膜反射（綿棒などで目の角膜を刺激しても瞼を閉じない）・咳反射（喉の奥を刺激しても咳をしない）などの消失も確認する．自発運動や痙攣がみられれば脳死ではない．

⑤ **平坦脳波**：最低 4 導出で，30 分間にわたり，脳波が平坦であることを確認する．

⑥ **時間的経過**：上記①～⑤がそろった場合に，6 時間以上（小児は 24 時間以上）経過をみて変化がないことを確認する．

3. 死 の 受 容

医療が発達したとはいえ，いまだ不治の病は多く，医療人は往々にして患者とともに死に向き合うことになる．終末期の患者に対しては，身体的苦痛だけではなく，精神的苦痛をも緩和することが重要である．

死を前にした患者の心を理解するための本として，キューブラ・ロス（E. Kübler-Ross, 1926-2004）著の「死ぬ瞬間」がある．この本の中では，人が自分の死が近いということを知ってから死に至るまでの間に，以下の 5 つの段階を踏んでいく（ただし，これらの段階には個人差があり，必ずしも順序良く来る訳ではない）ことが記されている．

① **第 1 段階「否認」**：自分の死が近いことに衝撃を受け，「診断が間違っているのではないか」などと否認をすることで自分を防衛しようとする．

② **第2段階「怒り」**:「なぜ自分が！」「〜のせいだ！」という怒りを周囲に向ける.

③ **第3段階「取り引き」**:神仏などにすがり,「良い行いをするから助けて欲しい」とか「〜まで生かせて欲しい」などと,死を遅らせることを模索する.

④ **第4段階「抑うつ」**:病気によって失ったものへの喪失感と,間もなく訪れる愛する人との別れに対する喪失感などから,深い悲しみに沈む.

⑤ **第5段階「受容」**:死を受け入れ,人生を振り返り,心に平穏が訪れる.

4. QOL：クオリティ・オブ・ライフ

QOL（quality of life）とは「生活の質」と訳されるもので,身体的,精神的,社会的,経済的,すべてを含めた生活の質を意味する.どのような生活が望ましいかは,その人の年齢や生まれ育った背景などによっても大きく異なる.病気やその後遺症,副作用などによって,人は以前のような生活をできなくなることがあるが,その中でも自分らしく,尊厳を保ち,納得のいく生活の質を目指すことが重要である.

QOL に対して,死を迎えるときのあり方を QOD（quality of death）ということがある.死をタブー視せず,自分にとって理想的な死の迎え方を普段から家族や大切な人と話し合いながら,生き生きと尊厳ある生活を送りたいという考え方が広まりつつある.

第5章　生活環境と健康

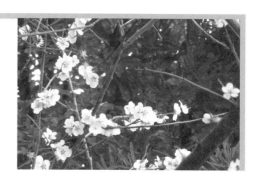

1. 健康な生活をめざして

1. 健康の概念

　私たちは日常「お元気ですか？」と挨拶することが多い．また「健康第一」「健全な精神は健康な身体に宿る」などの日常訓があるように，古くから日本人が健康を非常に大切にしてきたことが分かる．健康はすべての人間にとって，よりよく生きる上で欠くことの出来ない条件である．

健康の定義　1946年の国際保健会議において世界保健機関（WHO）憲章が調印された．その中で「健康とは身体的，精神的および社会的に完全に良い状態にあることであり，単に病気や病弱ではないということではない」と定義し，健康が単に身体の健康を意味するのではなく，精神や社会的な健康が大切であることを強調した．また「健康を確立させることは社会的，政治的，宗教的条件や人種に関係なく，生まれながらに持つ基本的権利である」と，健康が個人の権利であることを謳った．さらに「健康は個人と国家の完全な協力に依存する」と，個人の健康には社会の関与が重要であることを指摘した．世界保健機関憲章は1948年4月7日に発足し，以来4月7日が世界保健デーとなっている．

平均寿命　平均寿命とは「0歳の子どもが平均してあと何年生きられるか」を計算したものである．かつては「人生50年」といわれ，明治・大正時代から昭和初期までの日本人の平均寿命は50歳に達していなかった．医療の進歩や公衆衛生環境の整備などによって日本は世界トップクラスの長寿国となり，百歳以上の高齢者は1963年には153人に過ぎなかったが，1998年に1万人を超え，現在では約7万人に達している．2017年の平均寿命は女性が87.26歳，男性が81.09歳である（図5-1）．

健康寿命　健康寿命は「健康上の問題で日常生活が制限されることなく生活できる期間」と定義されている．

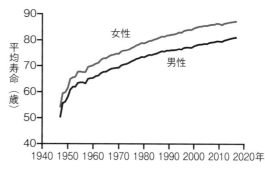

図5-1　平均寿命の推移
（厚生労働省データ[i]）をもとに作成）

健康寿命と平均寿命の差は日本では約10年と長い．平均寿命と健康寿命の差を短縮することができれば，個人のQOL（生活の質）の低下を防ぐとともに，社会全体としても医療費や介護費用の軽減が期待できる．現在の私たちは生涯にわたり心身ともに健康な生活を送る道を探っている．

主観的な健康感とは 社会の中では多くの人が病気を抱えながらもいきいきと生活をしている．このため，健康の指標として客観的な医学的検査値だけではなく，主観的な健康感が重要視されるようになっている．病気や障害と共生しながらも，QOLの高い，生きがいのある人生を享受できることが望ましい．

2. 病気とその予防

病気と誘発原因 健康な状態がある範囲を越えて阻害された状態が病気である．病気は，疲れているから風邪を引いた，風邪が流行して風邪を引いたなどの表現があるように，ウイルスのような主因に身体疲労のような誘因が重なって発症する場合が多い．病気の原因が身体内部にある場合を内因または素因，身体外部にある場合を外因と区別することもある．たとえば，血友病のような遺伝的要因や年齢や性による要因は素因である．栄養障害，気候，病原性微生物，毒性を持つ化学物質などは外因である．スギの開花によって起こる花粉症は，アレルギー素因に花粉という外的要因が加わって発症する．また，糖尿病のように生活習慣が身体の内部環境に影響を与えて，健康を脅かす場合も多い（図5-2）．

歴史的には，中世のヨーロッパで猛威を振ったペストや日本で昭和の初期に流行した結核など，人間は長い間，病原性微生物による感染症に苦しめられてきた．現在では感染症によらない病気，たとえば生活習慣病などが大きな問題となってきている．健康な状態を維持するには，個人の条件，環境条件，病因の3つの条件が平衡を保つ必要がある．この平衡状態がどこかで崩れると不健康な状態に移行することになる．

病気の予防 病気の遺伝的要因は改善できないが，外部環境と生活習慣を見直すことによって，より健康な生活を送ることが可能となる．感染症に対する対策としては，上下水道などの衛生環境の整備や予防接種が重要である．風疹の予防接種は現在は男女とも1歳過ぎと小学校入学前に行っているが，1995年以前は先天性風疹症候群を防ぐ目的で女子中学生のみに接種していたため，風疹が流行すると，予防接種を受けていない世代の男性が風疹に感染する可能性が高い．

一方，生活習慣病の予防としては，食習慣，運動習慣，休養，喫煙，飲酒などのライフスタイルの改善に重点が置かれている．政府は1998年に「健康日本21企画検討会」を発足させ，「すべて

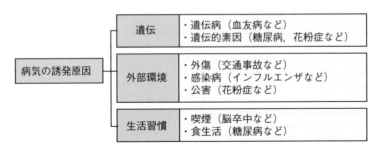

図5-2 病気の誘発原因

の国民が健康で明るく元気に生活できる社会」の実現を図るため，壮年死亡を減少させ，健康寿命を延長させることを目標として，一人一人の意識変革とライフスタイルの改善を促している．

3. 社会環境の変化と健康

水道の歴史　上水道は紀元前3000年頃，農耕を営む地域で潅漑用水の一部として造られた．人口が集まる都市では早くから水の汚染による伝染病が問題となっていた．紀元前312年にローマで水道が造られ，次第に発展して広場の噴水や浴場などの公共施設や邸宅，水くみ場に給水する大がかりな上水施設ができた．ロンドンでは1581年に，パリでは1608年に，テームズ川やセーヌ川からの水を大量に取り入れる上水道が造られた．日本でも16世紀半ばに小田原上水，1590年に神田上水の元となった小石川上水が造られたと伝えられる（図5-3）．19世紀後半，開国によってコレラや赤痢等の伝染病が流行して多くの死者を出したのを契機に，イギリスに倣った近代的上水道施設が各都市に整備されるようになった．日本の水道水は飲料水として使用できるが，現代はマーケットで飲料水を買う人が増えている．

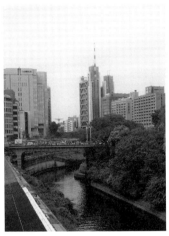

図5-3　神田上水から発展した現在の神田川

下水道の発展　使用済みの水や糞尿などを流し去るシステムとしての下水道も，上水道と同じ頃にできたようである．ローマでは紀元前600年頃に大下水溝がつくられた．近代都市では上水道に比べ下水道の普及は比較的遅れた．ロンドンやパリでは1831年のコレラの大流行をきっかけとして，1850年頃に汚水や雨水を一緒にテームズ川やセーヌ川の下流に流すようになった．日本の近代的な下水道は1884年頃東京神田鍛冶町などに造られ，下水道法も制定されたが，下水道の普及は他の西洋諸国に比べて非常に遅れていた．近年は西洋諸国のレベルに近づきつつある．

4. 衛生環境の変化

死因の変遷　第2次世界大戦後，抗生物質を始めとする新薬が使われるようになり，また衛生環境や栄養も改善され，感染症は急速に減少した．1950年頃まで死亡率の上位を占めていた結核や肺炎などの感染症に代わって脳血管疾患（脳出血と脳梗塞），悪性新生物（がんなど），心疾患（心筋梗塞，心不全など）が死因の上位を占めるようになった（図5-4）．

2017年には悪性新生物が死因の首位，心疾患が第2位，脳血管疾患が第3位を

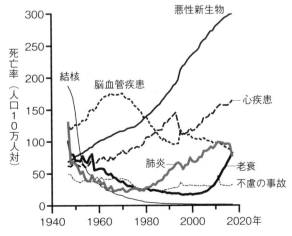

図5-4　死因別死亡率の推移
（厚生労働省データ[ii]をもとに作成）

占めている．老衰，肺炎が近年増加傾向にある．鳥インフルエンザなど新しいタイプの感染症も増加し，感染症対策は再び重要視されるようになっている（p. 113 参照）．

医療費 近年では平均寿命の伸びはやや頭打ちになってきているが（図 5-1 参照），国民一人当たりの医療費は伸び続け，2015 年には国民医療費は国民所得の 10.91％を占めるに至っている（図 5-5）．病気になってから高額な医療によって治療するより，いかに病気を予防するかが課題となっている．

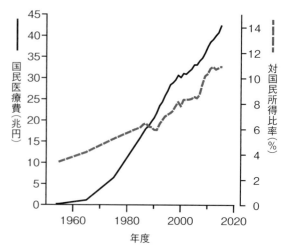

図 5-5　国民医療費の推移
（厚生労働省データ[iii]をもとに作成）

2. 生活習慣と健康

1. 望ましい生活習慣

人々の日常生活の過ごし方は習慣になっていることが多い．文化的，社会的，経済的，環境的に特徴づけられた様々な習慣的行動のパターンを生活習慣（ライフスタイル）という．生活習慣は時代，地域社会，年齢，職業などの影響を大きく受ける．

人間にとって望ましい生活習慣について古くはギリシャのヒポクラテスが，規則正しい運動，適度な労働，十分な睡眠と休養，バランスのとれた食事などが重要であると述べている．また，江戸時代の貝原益軒は，1713 年の養生訓で「飲水をほどほどにし，お茶を適当に取り，タバコや性欲を慎み，感情におぼれず，便を規則的に行い，洗浴で身を清潔に保ち，病にならないように注意し，病になったら良い医者を選び，養生につとめる」と述べている．

健康を維持する上での望ましい生活習慣は，年齢や世代によって差異はあるが，基本的には子どもの頃に身につけたものが，青年期，成人期へとつながると考えられる．健康維持のための生活習慣を以下に述べる．

① **栄養バランスのとれた規則的な食事**：朝食を取ることが大切である．朝食をとらないと，脳の働きに必要な血糖を高めることができず，精神的活動のスタートに不利となる．不規則な間食，特に夜の間食は，肥満の原因になりうる．標準体重を維持するように努める．嗜好品の中では，タバコの害が強く指摘されるようになった．適度のアルコールは心身のリラックスによいといわれるが，飲み過ぎは心身を蝕む．

② **適度な規則的運動**：機械化が進んで日常生活が便利になった現在社会では，運動量が不足しがちである．運動とはスポーツばかりでなく，日常生活面における話す，表情を豊かにする，字を書く，料理をする，手足を動かすなど，日常の身体活動も積極的に習慣づけることが大切である．

③ **規則正しい睡眠のリズム**：日本人の平均睡眠時間は世界に比べるとかなり短いといわれる

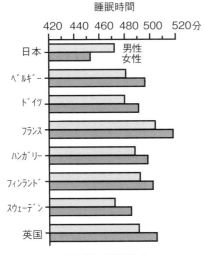

図 5-6　睡眠時間の国際比較
(「厚生労働白書」[iv]をもとに作成)

健康な生活を送るための生活習慣
1. バランスのとれた食事を規則正しくとる 2. 適度な運動を毎日行う 3. 規則正しく睡眠をとる 4. 無理な労働をし続けない 5. ストレスに適切に対処する 6. 望ましい生活習慣を楽しみながら実行する

図 5-7　健康のための 6 つの生活習慣

(**図 5-6**). 睡眠は一日 7～8 時間とるのが望ましい. 十分な睡眠をとると, 日中の心身の働きを高い質に維持できる.

④　**労働と休養のバランス**：長時間労働を是正する見直しが進められているものの, 過度な労働を行う人も多い. 人生の価値観は個人ごとに異なるので, 一概に論ずることは難しいが, 疲労が翌日まで残るような労働を続けることは避けるべきである.

⑤　**ストレスへの対処**：4 章を参照

⑥　**望ましい生活習慣を持つことへの喜び**：①～⑤にあげた生活習慣はいずれも大切であり, 誰でもが理解できるものである (**図 5-7**). しかし, 多くの人たちは分かっていても様々な理由を挙げて実行しない. 望ましい生活習慣は, 子どもの頃から楽しみながら習慣づけることが大切である.

望ましい生活習慣には社会の姿勢も大切である. 手軽に自動販売機でタバコを買える, ジャンクフードが氾濫している, 仕事や人間関係で飲食を遅くまで付き合わされる, などの社会環境は悪い生活習慣を招きやすく, 長期間続くと健康な状態を保ちにくくなる.

2. 栄養過多や運動不足などの生活習慣が引き起こす問題

生活習慣病とは

生活習慣病の定義は「食習慣, 運動習慣, 休養, 喫煙, 飲酒などの生活習慣が, その発症・進行に関与する疾患群」であり, これは特定の疾患をいうのではなく, 生活習慣が深く関連している様々な疾患を指す言葉である. たとえば食習慣に関連しては 2 型糖尿病, 肥満, 高血圧, 高脂血症, 大腸がん, 歯周病（いずれも家族性のもの, 先天性のものを除く）が問題となる. また喫煙は様々ながんや動脈硬化性疾患（心筋梗塞や脳卒中など）の重要な危険因子である. アルコールの過剰摂取は急性中毒のほか, 肝障害, 胃腸障害, 糖尿病などを引き起こす. 喫煙, 高血圧, 高コレステロール血症は組み合わさることによって, 重症の虚血性心疾患の発生率を著しく高める (**図 5-8**). 政府による生活習慣病予防のための食生活指針を**図 5-9** に示す.

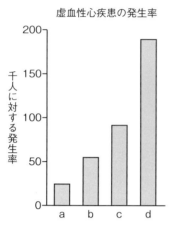

図 5-8 生活習慣病の危険因子[v)]
三大危険因子の組み合わせと 10 年間の重症虚血性心疾患の発生率. 30〜59 歳, 男性, 年齢補正.
a. 危険因子なし, b. 喫煙, c. 高コレステロール血症と高血圧, d. b＋c の条件

食生活指針

1. 食事を楽しみましょう.
2. 1日の食事のリズムから，健やかな生活リズムを.
3. 適度な運動とバランスのよい食事で，適正体重の維持を.
4. 主食，主菜，副菜を基本に，食事のバランスを.
5. ごはんなどの穀類をしっかりと.
6. 野菜・果物，牛乳・乳製品，豆類，魚なども組合せて.
7. 食塩は控えめに，脂肪は質と量を考えて.
8. 日本の食文化や地域の産物を生かし，郷土の味の継承を.
9. 食料資源を大切に，無駄や廃棄の少ない食生活を.
10. 「食」に関する理解を深め，食生活を見直してみましょう.

図 5-9 食生活指針
(「食生活指針の解説要領」[vi)] より)

栄養過多と肥満　肥満とは，体の脂肪組織が普通より多過ぎる状態で，糖尿病，高血圧，高脂血症，動脈硬化，高尿酸血症，脂肪肝など，実に様々な病気の温床になる．特に腹腔内に脂肪がつく「内臓脂肪型肥満」は，生活習慣病のリスクを高めるため注意が必要である．肥満になる原因の多くが，食べ過ぎと運動不足などの生活習慣によるものである（図 5-10）.

糖尿病　糖尿病は，糖代謝を調節しているホルモンであるインスリンの分泌不足や作用不足により血液中のブドウ糖濃度が異常に高くなる病気である．1950 年代の患者数は 20 万人だったが，2016 年の調査では約 1000 万人の有病者がいると推定され，これは成人男性の約 16%，成人女性の約 9% にあたる.

糖尿病は 1 型糖尿病（インスリン依存型糖尿病）と 2 型糖尿病（インスリン非依存型糖尿病）とに分類されるが，95% 以上が後者であるといわれている．1 型糖尿病は生活習慣病ではなく，体の自己免疫システムなどが誤って，インスリンを産生する膵臓の β 細胞を破壊することで発症する病気である．小児期から青年期にかけての発症が多く，患者はやせていることが多い.

生活習慣との関連が深いのは 2 型糖尿病で，40〜60 歳代の発症が多い．日本人の 2 型糖尿病では，遺伝的な素因によって元々インスリン分泌能力の低い人が，過食や運動不足などの生活習慣が加わって発症に至ることが多い．インスリン分泌低下と関連する遺伝子としては 2008 年に日本の遺伝子解析によって同定された KCNQ1 遺伝子など 20 以上もの遺伝子が知られている．過食・運動不足やストレスの下では，血液中の糖を代謝するために大量のインスリンが分泌されるようになり，長期間続くとインスリンを分泌する働きが低下したり，肝臓などがインスリンに対して抵抗性を示すようになり，糖を適切に代謝できず，血糖値が上がり糖尿病になる.

糖尿病になると，口渇，多飲，多尿などの症状がみられ，進行すると疲労感，体重減少が進み，時には昏睡に陥ることもある．さらに進行すると神経障害（神経痛，痛覚障害による下肢の壊疽，

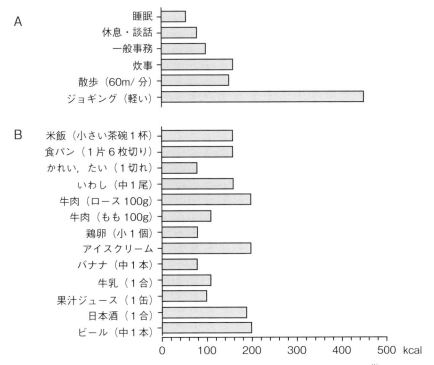

図 5-10 生活活動・運動と消費エネルギー（A）と食品のカロリー（B）[vii]
A は，50歳代，体重60 kg の男性の場合．各活動の1時間当たりの消費エネルギー．

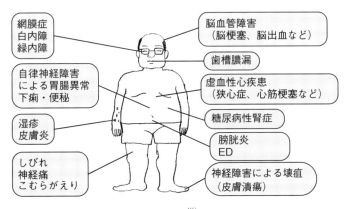

図 5-11 糖尿病から起こる合併症[viii]

ED など），網膜症（失明する可能性がある），腎症（人工透析が必要となる）など，様々な重篤な合併症を引き起こす（図 5-11）．2型糖尿病の治療としては食事療法，運動療法が基本で，インスリンや血糖降下剤などの薬物療法も有効である．

高血圧症，高脂血症と動脈硬化 高血圧症とは，血圧の高い状態が継続的に認められる状態をいう．血圧を繰り返し測っても最高血圧が 140 mmHg 以上，あるいは最低血圧が 90 mmHg 以上であれば，高血圧症と診断される．中年期以降に血圧が上昇してくる本態性高血圧は遺伝的要因がある程度関与している．

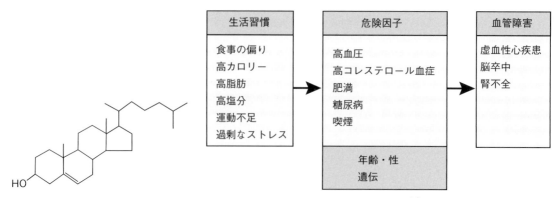

図 5-12　コレステロールの構造　　図 5-13　生活習慣・危険因子と血管障害[ix]

　高血圧の状態が続くと血管は常に張りつめた状態のため，次第に弾力性や柔軟性が失われ，動脈硬化になる．血液中のコレステロールが高いと（高脂血症）（図 5-12），血管壁にコレステロールが沈着して動脈硬化が進み，血栓ができやすくなり，脳梗塞や心筋梗塞につながる．腎臓の動脈の壁が肥厚し腎血流量が減少すると，腎臓の機能が低下する．高血圧はポンプである心臓の負荷を増やすため，心不全などの心疾患にもつながる．さらに脳の血管が変化して破れやすくなるので，脳出血が起こりやすい．

　日本では 2014 年の調査で約 1000 万人が高血圧と推定されるが，大部分は自覚症状のないまま慢性に経過し，徐々に心臓，脳，腎臓などの重要な臓器が障害される．高血圧の予防・治療に役立つ身近な処置として，減塩の食事療法，肥満を防ぐ，過度なアルコール摂取の制限，運動の励行，禁煙，ストレスへの対処などが重要とされている（図 5-13）．

虚血性心疾患　　冠動脈は心臓の筋肉に血液を送る血管であるが，この内側が動脈硬化などによって狭くなり，血液が十分に流れなくなると，心筋は酸欠状態を起こしやすくなる．そして激しい運動をした時，急に寒い所に出た時，突然に激しい怒りを感じた時など，心臓への急激な負担がきっかけとなって心臓発作が起きる．心臓発作時に経験される胸の痛みは，締めつけ感，圧迫感，灼熱感を伴い，強烈な痛みのために冷や汗，呼吸困難，嘔吐などの症状を伴い，意識を失うこともある．

　冠動脈の収縮などにより血流が一時的に止まり，すぐに再開される状態を狭心症とよぶ．狭心症の既往がある患者は，ニトログリセリン舌下錠を身につけていることが多い．ニトログリセリンは血管拡張作用があるため，心臓発作時はこれを舌の下で溶解することにより血流を再開できる可能性が大きい．本人が意識を失っている場合は周囲の人の協力が必要である．

　冠動脈が血栓で完全に塞がると，虚血領域の心筋は壊死状態に陥る．この発作は心筋梗塞とよばれ，激しい痛みが 30 分以上も続く．血管が塞がると時間が経つに従って心筋の壊死が進行し，壊死した心筋細胞は再生しない．このため 1 分 1 秒でも早く，血栓溶解療法（薬で血栓を溶かす治療）やカテーテル治療などによって血流を再開することが重要である．

　心筋梗塞によって，心室細動という不整脈を生じることがある．心室細動では心筋が痙攣したように震え，心臓がポンプとして働かなくなるために，脈拍が無くなり，意識を失い，そのままでは死に至る．突然の心停止から命を救うために重要なのは，119 番通報，心肺蘇生（心臓マッサージなど），そして AED（自動体外式除細動器）による電気ショックである．救急隊の到着を待つだ

けでは心肺機能が停止した人の約1割しか助からないが，近くにいる人が心肺蘇生を行ってさらに
AEDを用いることよって，約半分の人の命が助かって社会復帰を果たすことが可能になる．

（脳　卒　中）　脳卒中は，脳血管の閉塞や脳出血により脳の神経細胞が虚血に陥って生じる．高
血圧による動脈硬化が原因となることが多い．

　脳血管が一過性に閉塞する発作は，一過性脳虚血発作（TIA）と呼ばれる．半身の麻痺やしび
れ，軽い言語障害などを起こすが，たいてい数分から数時間で血流が回復して感覚が戻り，症状は
消失する．一過性脳虚血発作後，3か月以内に15〜20％の確率で脳梗塞を発症するともいわれて
いるので，適切な対処をすることが大事である．

　血液の塊などが血栓となって脳の血管に詰まり，その周囲の脳組織が壊死する状態を脳梗塞とい
う．脳梗塞の主な症状としては半身の麻痺やしびれ（半身不随），言語障害や意識障害などが挙げ
られる．脳梗塞の発症から数時間以内であれば，血栓溶解療法やカテーテル治療によって血流を再
開させることが可能である．これら治療法の開発により，脳梗塞の後でも後遺症をほとんど残さず
に日常生活に戻れる人が増えてきている．

　脳出血は脳内出血とくも膜下出血に分類される．生活習慣に起因するのは主に脳内出血である．
脳出血は急激に発症することが多く，重症の場合には昏睡状態に陥り，いびきをかき，そのまま死
亡することもある．比較的軽い場合でも，半身に起こる顔面や手足の麻痺，言語障害，感覚の麻痺
や過敏症，意識障害などを引き起こし，これらが後遺症として残ることが多い．

3. カルシウム不足と骨粗鬆症

　骨粗鬆症は単位容積当たりの骨質量が減少した状態で，骨が"すの入った大根"のように粗にな
り，脆くなる病気である．発症率は60歳頃から高くなり，女性では閉経後に非常に高くなる．

（カルシウムの代謝）　骨粗鬆症はカルシウムの代謝が悪化しているために起こる．血液中のカル
シウムを骨に留めるためには女性ホルモン（エストロゲン），活性型ビタ
ミンD_3，カルシトニンなどが，一方，骨の中のカルシウムを血液中に出すには副甲状腺ホルモン
（パラソルモン）が重要な働きをする．女性では閉経後に女性ホルモンが急激に減少するため，ま
た，男女とも加齢に伴ってパラソルモンが増加するため，骨が弱くなる．

　活性型ビタミンD_3とは，ビタミンD_3が肝臓や腎臓で活性化されたもので，腸管からのカルシ
ウムとリン酸の吸収を促進し，これによりミネラルに富んだ強い骨が形成される．活性型ビタミン
D_3の不足により血液中のカルシウムとリン酸濃度が低下すると，骨の石灰化が不完全となり，く
る病，骨軟化症を起こしたり，パラソルモン分泌を促進して，骨粗鬆症の原因となる．ビタミン
D_3は魚やキノコ類などの食べ物から体内に取り入れられる．一方，体内で合成することもできる．
体内では皮膚が日光を浴びることにより生成される．

（カルシウムの摂取と運動）　骨の強さに関係の深いものにカルシウムの摂取や運動がある．カル
シウムの一日の推奨量は年齢・性別で異なり，たとえば20代男性
では800 mg，20代女性では650 mgである．1950年頃の日本人のカルシウム摂取量は300 mg以
下であり，骨粗鬆症のために腰がかなり曲がった老人を見かけることも多かった．現在ではカルシ
ウム摂取量は増加したが，まだ推奨量には至っていない．思春期以降で推奨量の充足率が低く，将
来，骨粗鬆症になる危険が心配されている．

　宇宙飛行士では重力がかからないため，また日光を浴びることもできないので，骨粗鬆症と同じ

ように骨が著しく弱くなることが知られている．立ちあがることや歩行によって足・腰の骨に体重をかけたり，太陽の光を浴びたり，運動したりすることが骨を強くするために重要である．

3. 生活環境に依存する生体の免疫反応

1. アレルゲンとアレルギー

免疫反応　微生物などの異物が生体内に侵入すると，生体はそれを攻撃・排除し，さらに認識・記憶して再度の侵入を防ぐための一連の反応を起こす．これは免疫反応とよばれ，細菌やウイルスなどの外敵から生体を守るために必要不可欠のものである．微生物は目・鼻の粘膜や皮膚，消化管，気管支から侵入してくることが多いため，これらの部位では異物を排除しようとする働きが特に強い．

アレルギー　アレルギーとは，本来なら害のない物質を異物（アレルゲンとよばれる）と記憶して，これに対して免疫反応が過剰に働き，自分自身の器官や組織を壊すなどの症状を引き起こす反応である．たとえば花粉症は，スギ花粉が大気中の物質と結合して目・鼻の粘膜に侵入し，これに対して生体が結膜炎・鼻炎などの炎症反応を起こして攻撃しようとする反応である（p. 93 参照）．ダニなどのアレルゲンが様々な空気汚染物質と結びついて，皮膚のバリアーを通過して侵入するとアトピー性皮膚炎を生じ，気管支で感作されると気管支喘息となる．アレルギー反応はアレルゲンが侵入した部位で起こるとは限らない．食物や薬剤など消化管から入ってきたアレルゲンに対して，急性蕁麻疹やショック症状（アナフィラキシーショックとよばれる）を生じることもある．

IgE 抗体　多くのアレルギー性疾患では IgE 抗体（免疫グロブリン E）がアレルゲンを認識して記憶する．IgE 抗体は 1966 年に日本の石坂夫妻によって発見され，これを産生しやすい遺伝子を持った人は比較的アレルギーになりやすく，この素因は「アトピー性素因」とよばれる．しかしアトピー性素因が弱い人であっても，日常的に大量のアレルゲンに曝されることによってアレルギーを発症する例は多い．

アレルギーと自律神経・ホルモン　アレルギーに対して自律神経系やホルモン系の働きの関与は極めて大きい．たとえば気管支喘息の発作は深夜から明け方にかけて起こることが多いが，これは交感神経の活動が低下している時間帯である．また，ストレスが長引いた時などにはアレルギーの症状が悪化するが，これは抗炎症作用を持つ副腎皮質ホルモンの分泌が抑えられたことによる．副腎皮質ホルモンの作用を持つステロイド剤はアレルギーの治療によく用いられるが，長期にわたって大量に使用すると，体内のホルモンバランスが崩れるなど様々な副作用を生じ，アレルギー症状を悪化させることもあるので，

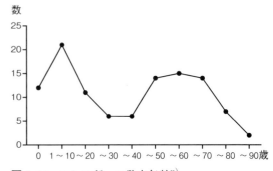

図 5-14　アレルギーの発症年齢[x)]

医師の管理のもと慎重に使用する必要がある．体内のホルモンバランスが大きく変わる思春期や更年期は，アレルギーの寛解（症状がなくなること）や新たな発症をみることが多く，50歳を越えて初めてアレルギーを発症する人も増えている（図 5-14）．

生活環境とアレルギー　大気汚染をはじめとする生活環境の変化に伴い，アレルギー性疾患は年々増加しており，現在，国民の2人に1人が何らかのアレルギーに罹患していると推計される．気管支喘息は半世紀程前には1％前後の発生だったと考えられるが，2008年度の調査では幼稚園児で約20％の有症率とみられる．花粉を含むアレルギー性鼻炎の患者は47.2％に達すると推定されている．花粉症によって死に至ることはほとんどないが，睡眠障害など患者のQOL（p.80参照）は著しく阻害され，花粉症による経済的損失は非常に大きい．患者はまだ年々増え続けており，発症予防のため大気汚染対策など様々な対策が取られている．

2. 子どものアレルギー

子どものアレルギー性疾患の急増は社会問題となっている．東京都の2014年度の調査では3歳迄に何らかのアレルギー性疾患に罹患している子は全体の4割に及ぶ．アレルゲンとなりうる化学物質の増加に加え，過剰に清潔な環境下で育ち，子ども自身の免疫力が昔よりも低下している可能性もその背景にあろう．

アレルギー・マーチ　アレルゲンに対する感作は胎児の時から始まることもある．胎生3か月以降になると胎児は抗体を産生できるため，母体内に蓄積した有害物質などによって感作される．生後は食物やダニなどの吸入性抗原による感作も始まる．アトピー素因を持った子は，乳幼児期から学童期にかけて，様々なアレルギー性疾患を年齢と共に次々と姿を変えて発症することが多く，これは「アレルギー・マーチ」とよばれる（図 5-15）．生後まもなくは下痢，嘔吐，腹痛などの消化器症状を示し，湿疹や蕁麻疹などの皮膚症状も多い．ついでヒューヒュー，ゼーゼーという喘鳴が出現し，夜間や早朝の咳こみが季節の変わり目などにみられるよう

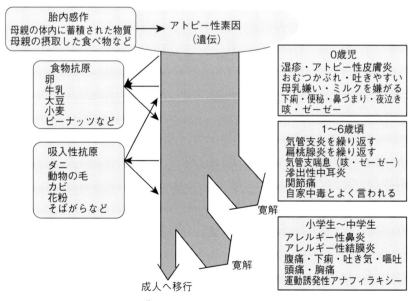

図 5-15　アレルギーマーチ[xi)]

になり，呼吸困難が加わると気管支喘息と診断されていく．さらに一部の症例は滲出性中耳炎を発症したり，アレルギー性鼻炎やアレルギー性結膜炎などに移行する．このような複数のアレルギー性疾患の流れは常に一方向に進むのでなく，複数の疾患を交代で発症することもある．そして，適切な治療や生活環境のコントロールによって多くの子は学童期から思春期にかけて寛解に向かうが，成人になっても寛解しない場合は難治化，重症化することが多い．

アレルギー性疾患の子どもが増えている現状では，家庭や学校などにおいて，周囲の人々の正しい理解と対応が必要となる．疾患が治療によってコントロールされている場合は，可能な限り普通の生活を送ることが望ましい．しかし喘息発作による遅刻に対する受け入れなど，周囲の配慮が得られないと不登校などにつながる恐れもある．

食物アレルギー　乳幼児に最も多いアレルギーが食物アレルギーである．皮膚の症状が極めて多く，原因となる食物を摂取後2時間以内（特に15分以内）で現れる即時型が多い．アレルギーの原因となる食物は9割前後が動物性蛋白質である．3歳児の調査では，鶏卵がその中でも最も高く81％を占め，次いで牛乳が33％と多い（図5-16）．昔に比べると離乳食を始める時期が早まり，生後4か月で半数前後の乳児が卵を含む食品を与えられているが，乳児は消化力が弱く腸管の免疫機能も未発達なため，蛋白抗原が血中にまで吸収される割合が高く，アレルギーを発症させる原因になりやすい．実際，母親は妊娠8か月以降，子は生後8か月になるまで卵を含む食品の摂取を禁止すると，アトピー性皮膚炎と気管支喘息の発症は半減するという調査結果がある．言葉を話せない乳児であっても，アトピー性素因が強く，卵や牛乳を嫌う場合は無理して食べさせない方が良い．

食物アレルギーと診断された子のうち，25％は誤食を経験している．アナフィラキシーショックは1割が経験している．2012年に食物アレルギーの児童が学校給食の後にアナフィラキシーショックの疑いで亡くなった．これ以降，教職員の研修，緊急時におけるエピペン（アドレナリン自己注射薬）の利用，関連機関との連携構築など，再発防止のための取り組みが進められている．

食物アレルギーの治療としては，アレルギー源を必要最小限に除去する食事療法が基本である．食物の除去を行う際には，医師や栄養士等に相談し，代わりになる食物を取り入れて栄養のバランスを図ることが重要である．厚生労働省は食物アレルギーの増加に対応して，アレルギーを起こす可能性の高い27品目を特定し，これらの食材が含まれている加工食品は，原材料がわかるように含有量にかかわらず表示する方針を打ち出している．離乳食を遅らせることが推奨される一方で，近年では離乳食を遅らせない，いろいろなものを早くから食べさせるなど，新たな対策も進んでいる．食物アレルギーの子どもは成長するに従っていつしか問題なく食べられるようになること（自然寛解という）が多く，3歳迄に約半分，6歳迄には8〜9割が自然寛解している．

近年ではキウイやリンゴ等，果物による口腔アレルギー症候群が増えている．

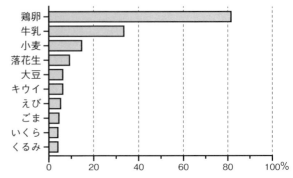

図5-16　食物アレルギーと診断された原因となる食物（3歳児）[xii]

3. 生活環境に依存する生体の免疫反応　93

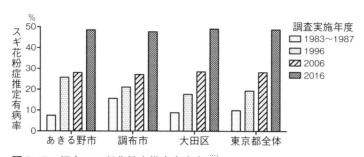

図 5-17　都内のスギ花粉症推定有病率[xiii]
各回の調査では有病判定の基準や推計方法に一部変更点があるため，
推定有病率の変化を単純に比較することはできない．

飲食すると 5 分以内に口の中やのどの奥にかゆみを感じる．子どもに限らず大人でもみられ，花粉症の人が発症しやすいことから関連性があると考えられている．食物依存性運動誘発アナフィラキシーは，食後 4 時間以内に激しい運動をした際に稀におこる．このタイプは小学校高学年から大人の男性に多い．なお大人に多い食物アレルゲンとしてエビやカニ等の甲殻類，魚介類，小麦，果物類，日本ソバ等が知られている．

3. 花粉症とスギ林

花粉症とは主にスギ，ヒノキなどの特定の花粉によっておこるアレルギーで，くしゃみ・鼻みず・鼻づまり・目のかゆみ・流涙などを主な症状とする．その花粉の飛ぶ季節に症状が出現し，肉体的に苦痛なだけでなく，イライラしたり憂うつになるなど精神的にも変調をきたし，日常生活に大きな影響を与える．

スギ花粉症は，日本では 1963 年に栃木県日光地方で発見され，その後，各地で多くみられるようになった．スギ花粉が飛ぶ 1 月から 4 月の季節に症状が強い．東京都では 1980 年頃には 10%の人がスギ花粉症患者だったが，現在では 50%近くの人が患者となっている（図 5-17）．15～44 歳で約 60%の人が罹患し，0～14 歳でも約 40%の子どもが罹患している．3 歳以下でも発症する例がみられ，発症は年々低年齢化している．有病率の増加の原因として，戦後，植林したスギ林が花粉を大量に生産していることがあげられる．スギの木は樹齢が 30 年を越えると花の量が多くなるが，現在樹齢 30 年を越える木が多い．1960 年代前半迄は国産のスギは有効に利用されていたが，輸入木材の関税が廃止され，安い木材を海外から大量に輸入するようになったため，伐採される国産スギの木は減って，花粉の量は増えている（図 5-18）．大気汚染などの影響や，食生活や住環境の変化によってアレルギー体質の人が増加していることも，

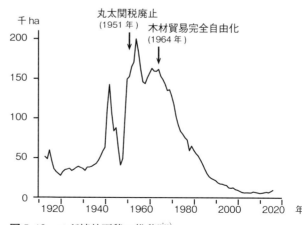

図 5-18　スギ植林面積の推移[xiv]

花粉症患者の増加の重要な原因である．特にディーゼル車から排出される物質が空気中を漂っている花粉と結合し，鼻腔や咽頭部の粘膜に付着し，花粉症の発生率を高めている．

花粉症は一度，ある程度の量の花粉を浴びて発症してしまうと，その後は少しの花粉や，気温の変化やほこりなど花粉以外の刺激に対しても過敏に反応して，症状がひどくなる性質がある．近年はテレビで花粉情報を流すなどして，早めの予防・治療・対策をとるように積極的に勧めている．

4. 生活環境中に含まれる健康への有害物質

1. 有害物質の生物濃縮

20世紀に入ってプラスチックや農薬など様々な合成化学物質が大量に作られるようになり，近代生活の便利さと豊かさに大きく貢献してきた（p.110参照）．現在は5万〜10万種の化学物質が商業用に使われ，人体には約500種類の化学物質が蓄積していると推定される．その大部分は炭素を含む有機物質である．

生物濃縮 合成された化学物質は使用後，大気圏，水圏または土壌圏に排出され，大部分は微生物などによって分解される．しかし農薬や建築材料の場合は難分解性である方が目的にとって都合がよい．これら難分解性の有機物質は食物連鎖を通して生物に濃縮される（生物濃縮という）．たとえばDDT（塩化ジフェニルエタン系化合物）は1942年から殺虫剤として世界中で生産・使用された後，発がん性が指摘されて世界各国で使用禁止となった（世界の一部の地域ではマラリア対策として使用が続けられている）．日本でも1971年に使用禁止となったが，使用されなくなった後もDDTは土壌中に残存し，地下水を経て，あるいは食物を経て海洋中に排出されていった．DDTは生きている生物の脂肪組織に親和性を持つために，生物の生涯を通して蓄積されていく．そして食物連鎖の栄養段階が1段上がるごとに約10倍濃縮され，魚では海水の1万倍以上に濃縮される（**図5-19**，p.5参照）．

PCB（ポリ塩化ビフェニール）やダイオキシンもDDTと同様に，毒性があり，生物濃縮され，環境中で分解されにくい．このような有機物質はPOPs（残留性有機汚染物質）と総称されている．POPsの多くは環境ホルモンとして世代を越えて生体に悪影響を及ぼすことが指摘され，使用量を減少させ，最終的には全廃することを目的として，国際的に様々な取り組みがされている．

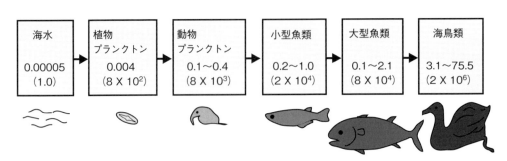

図5-19 海洋における食物連鎖によるDDTの生物濃縮
数字は濃度（ppm）を，（　）内の数字は海水の濃度に対する倍率を示す．

環境汚染物質排出　日本では1999年に環境汚染物質排出移動登録法が制定され，有害性のある化学物質の環境への排出量の集計と公表を，企業などの事業者に義務づけることになった．現在，排出量の多い化学物質として化学工業や自動車製造業などに関与するトルエン，キシレン，エチルベンゼンなどが報告されている．国民が化学物質の排出・管理状況を把握することによって，POPs の使用を減らす努力が進むと期待されている．

2. 環境ホルモン

1996年に米国の女性科学者シーア・コルボーン博士（T. Colborn, 1927-2014）は，環境の中にある化学物質の作用を丹念に調べ，「奪われし未来」（Our Stolen Future）を出版した．彼女はこの本の中で，内分泌を撹乱させる作用を持つ化学物質が，人の健康や野生生物へ影響等を与える可能性を指摘し，「内分泌撹乱物質」あるいは「環境ホルモン」という新しいパラダイムの必要性を提唱した．この本は世界中でベストセラーとなって大きな反響を呼び起こし，環境ホルモンの研究や調査が行われるようになった．

内分泌撹乱物質とは，生物の内分泌機能に影響を与える化学物質をいう．性ホルモンや甲状腺ホルモン，副腎皮質ホルモンなどと同じような作用を及ぼしたり，あるいはそれらのホルモンの作用を阻害したりすると考えられ，野生動物では科学的に証明されている．米国のアポプカ湖では，1980年に DDT 流出事故の影響で雄ワニの脱雄性化が観察され，生殖が行われないためワニの数が激減した例がある．日本では沿岸域において巻き貝の雄性化などが報告され，有機スズ化合物（船舶の船底に貝の付着を防ぐための塗料として使用される）が原因と断定された．

1998年には内分泌撹乱作用があると疑われる複数の化学物質（ダイオキシン類，DDT，PCB など）が環境庁（省）により指定されたが，内分泌撹乱作用のメカニズムは科学的に解明されていない点が多く，現在も各国で調査研究が進められている．

3. ダイオキシン

一般にダイオキシンとよばれる化学物質は75種類の有機塩素系化学物質の総称であり，その中で 2, 3, 7, 8-TeCDD の毒性が最も高いため，通常ダイオキシンという場合にはこれを指すことが多い（**図5-20**）．ダイオキシンはベトナム戦争中，1961年～1971年にアメリカ軍が大量に撒布した枯れ葉剤に含まれ，住民に皮膚症状，神経炎，精神症状，発がんなど様々な健康障害を与えた．注目されたのは胎児に与える影響で，流産や死産，絨毛がんが多く，さらに生まれてきた子どもたちにも先天異常や甲状腺腫などの異常が多発した．1976年にはイタリアのセベソで農薬工場の爆発があり，広い範囲のダイオキシン汚染を生じたが，その後生まれた子どもにも奇形が認められた．

ダイオキシンは体内の脂肪に親和性が強く，半量が排出されるのに5～10年かかるため，年と共に体内に蓄積される．このためダイオキシンは世代を超えて，発がん性，催奇形性，内分泌撹乱作用などの健康被害を及ぼす．日本では廃棄物の焼却施設からダイオキシンが大気中に排出されていることが報道され話題になった．これを受けて2000年には「ダイオキシン類対策特別措置法」が施行され，廃棄物焼却所の

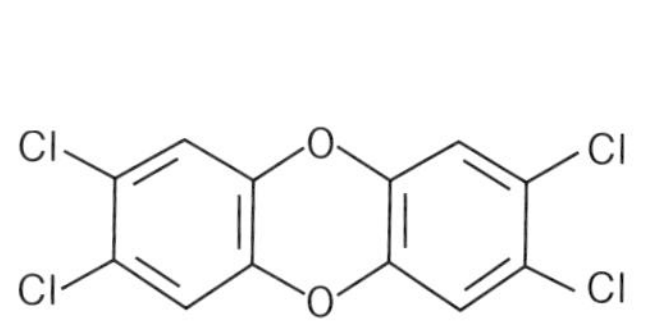

図5-20　ダイオキシン（2, 3, 7, 8-TeCDD）の構造

96 第5章 生活環境と健康

排出規制によって，ダイオキシン類の排出総量は，1998年から2008年までの10年間で1/20以下にまで減少した．

4. 化学物質過敏症とシックハウス症候群

化学物質過敏症 化学物質過敏症とは「かなり大量の化学物質に接触した後，または微量な化学物質に長期に接触した後で，非常に微量な化学物質に再接触した場合にでてくる不愉快な症状」とされ，アレルギー様症状と自律神経系の症状を主体としている．症状は非常に多彩なため患者は往々にして神経症や更年期障害の診断を受けるが，化学物質過敏症に対する理解も徐々に拡がってきている．

地域的に発生した化学物質過敏症としては「杉並病」がある．これは1996年頃から東京都杉並区の不燃ごみ中継所周辺で化学物質過敏症と思われる健康被害が続出したもので，周辺の空気中からはダイオキシンや水銀蒸気など，微量ながら多数の有害物質が検出された．

シックハウス症候群 1980年代に欧米各地のビルにおいて，めまい，吐き気，頭痛，皮膚の乾燥感，喘鳴など，体の不調を訴える居住者が多発し，シックビル症候群（Sick Building Syndrome）とよばれた．日本ではシックハウス症候群という言葉が一般的であり，化学物質を含む新建材が多用される建物で問題になっている．ホルムアルデヒド，トルエン，キシレン等の物質は，木材保存剤や可塑剤として用いられ，合板，壁紙などの建材や施工時の接着剤，カーテンやカーペットなどの家具調度品，暖房器具，殺虫剤，消臭・芳香剤等から発生し，室内を汚染する．また，防蟻剤，殺虫剤，防ダニ剤は，床下や土壌，畳やカーペット等から微量ずつ空気中に放散し，スプレー式や加熱式の殺虫剤を使用すると室内空気中濃度が急増する．これらの薬剤には急性毒性，神経毒性，免疫毒性，発がん性なども指摘されている．

5. 食生活の新たな問題

人類はその長い歴史の中で，安全な食物や健康に良い食物に関する知識を身につけ，それぞれの土地に合った豊かな食文化を築き上げてきた．しかし近年，私たちの食生活は大きく変化している．「五つ星レストラン」など食文化の最高峰を象徴するような言葉がある一方で，「食の崩壊」という言葉もちらほらと耳にする．「食の崩壊」とされる背景には，人々の生活があまりにも豊かで便利なものとなり，素材より味覚を尊重し，食材を目にする機会が減り，多くの素材から料理をする必要性がなくなったことなどがあげられよう．

世界中から様々な食品が食文化と共に輸入され，氾濫する清涼飲料水やジャンクフード，スナック菓子，栄養補助食品などの宣伝は，大人だけでなく子どもの購買欲も煽っている．政府のアンケート調査によれば，約6割の人が健康食品を利用し，このうちの半数近くがほぼ毎日利用すると回答している．食品の形状をしていないサプリメントは約8割の人が利用し，このうちの約6割が複数種類のサプリメントを利用している実態がある．

食生活の変化に伴って，新しいタイプの健康被害も報告されるようになった．ビタミン剤の過剰摂取による健康被害は，脂溶性ビタミン（ビタミンA，D，Eなど）ではよく知られている（p.49参照）が，最近では水溶性ビタミンでも報告されている．また，リン酸ナトリウムは食品添加物と

不耐症の例	症状
乳糖不耐症	乳糖分解酵素が先天的に欠損しているため，牛乳などを飲むと下痢や腹痛をきたす．また乳幼児などが腸管感染の後に二次性の乳糖不耐症になることもある．
Chinese restaurant syndrome・hotdog headacheなど	化学調味料に含まれるグルタミン酸ナトリウムや，ハムやソーセージなどに含まれる亜硝酸ナトリウムによって頭痛が生じる人がいる．
食品添加物による反応	アスピリン喘息ではアスピリンの他に，パラベンや安息香酸ナトリウム（両者とも醤油，清涼飲料水などに含まれる），タートラジン（食用黄色4号，お菓子，清涼飲料水，医薬品などに含まれる）などが問題となる．
食物に本来入っている物質に過敏な場合	バナナやキウイ，パイナップルはセロトニンを，ほうれんそう，なす，トマトはヒスタミンを多く含み，喘息様症状や皮膚症状が出現することがある．

図5-21 食物不耐症の例（食物アレルギーを除く）

して様々な食品に含まれるが，リン酸はカルシウム（骨の発達に必要）や亜鉛（欠乏症によって味覚障害や皮膚障害を生じる）の吸収を阻害することが報告されている．

食物不耐症　特定の食物を摂取することにより，下痢や頭痛，呼吸困難などの反応を引き起こす人が急増している．これらの食物による生体に不利な反応は食物不耐症と呼ばれ，患者数の増加，原因診断の困難さ，治療に伴う栄養学的問題などのため，医学的にも社会的にも大きな問題となっている（図5-21）．

食物不耐症の中でアレルギー反応が関与しているものは食物アレルギーと呼ばれる．食品添加物に対する食物不耐症のあるアメリカ人を寿司屋に接待したところ，醤油に含まれるわずかな添加物に反応して症状を引き起こしたという話もあり，日常生活の中で食物不耐症に対する理解を必要とする機会が増えている．

遺伝子組換え作物　遺伝子組換え技術が確立され，有用な特性を持つ遺伝子を宿主に付与し，農作物などを短期間で品種改良することが可能となった．遺伝子組換え作物（GM作物：genetically modified作物）の実用化は急速に進んでおり，害虫に抵抗性を持つトウモロコシやジャガイモ，また特定の除草剤の影響を受けずに生育する大豆やナタネ，日持ちの良いトマトなどが，次々に商品化されている．

害虫（ガやコガネムシ）の天敵微生物

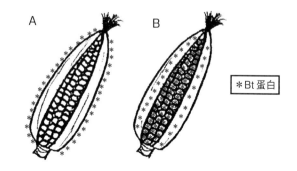

図5-22 農薬と遺伝子組換え作物の違い
A：とうもろこしにBt蛋白を農薬として用いた場合．
B：とうもろこしにBt蛋白の遺伝子を組み込んだ場合．

（バチルス菌）から殺虫力のある蛋白（Bt 蛋白）の遺伝子を取り出してトウモロコシに導入すると，害虫に強いトウモロコシができる（図 5-22B）．Bt 蛋白は一方で環境に優しい生物由来の農薬として使用されているので，遺伝子組換えトウモロコシを栽培することによって殺虫剤の使用を減らすことができる．ただ，Bt 蛋白を殺虫剤として使用した際はトウモロコシの皮をむいて良く洗うことによって Bt 蛋白は体内に取り込まれないが（図 5-22A），遺伝子組換えトウモロコシでは Bt 蛋白を取り除くことは不可能である．

遺伝子組換え作物は安全性に問題がないとされているが，日本人のように大豆製品を毎日大量に食べた場合，健康に被害がでないという保証はないと考える人が増え，農水省は遺伝子組換え食品の表示を 2001 年から義務づけている．

孤食 一人だけで食べる孤食，家族一緒の食事でもそれぞれが異なるものを食べる個食（バラバラ食）など，食事のスタイルも変わりつつある．2017 年度の食育白書によれば，一日のすべての食事を一人で取る孤食が週に半分以上を占める人は 15.3% と増え続けている．2005 年に食育基本法が制定され「子どもたちが豊かな人間性を育み，生きる力を身につけていく為には，何よりも食が重要である」とした．2006 年には「早寝早起き朝ごはん」国民運動も推進されたが，一日の食事の中でも最も重要な朝食に限ってみても，20 代の約 2 割はほとんど食べていないと回答している（図 5-23）．

2012 年以降，各地で「子ども食堂」が始まり，親に代わって子どものお腹と心を満たし，安らぎを与えてくれる場として注目を集めている．

ペースト食 食べることは多くの人にとって楽しみの一つである．ただ，咀嚼や嚥下機能が低下した高齢者では，食べることが喜びにつながらない場合がある．介護用のペースト食（流動食）は誤嚥を防いでも味気ないといった感想はよく耳にする．食事はただ栄養を取るためにあるのではない．見た目，歯触り，風味等は胃袋と同時に心を満たす大きな要因である．脱ペースト食や食べるリハビリは今後の課題であろう．

食品ロス 食品ロスとはまだ食べられるものを賞味期限や形の崩れなどを理由に廃棄してしまうことである．全世界の食品の約 1/3 が廃棄されている．環境省の推計では

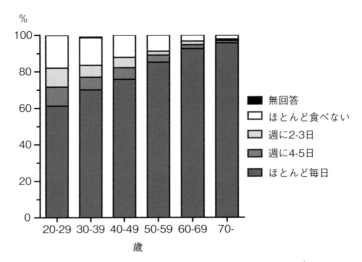

図 5-23　年代別の朝食の頻度（「食生活指針の解説要領」[xv] より）

2015年度の国内の食品ロスは646万トンで，これは世界で飢餓に苦しむ人々への国連の食糧援助量の約2倍の量にあたる．各国で改善策が進められる中，フランスでは2016年に食品廃棄禁止法が施行され，売れ残りや賞味期限切れの食品を捨てることを禁じ，余った食品はボランティア団体などに寄付することを義務づけている．日本でもこの問題に対応すべく，各地で新たな取り組みが始まっている．フードシェアリングと呼ばれるネット上の取り組みは，飲食店と消費者をネットでつなぎ，余りそうな食品を前もって消費者に知らせ，値段を下げて売ることで廃棄される食品を減らす．余った食材を持ち寄って開く料理会など，家庭におけるフードサルベージ（食品の救済）も試みられている．

第6章　環境問題と人間

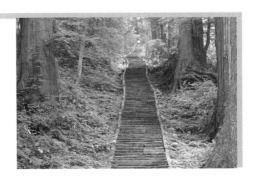

1. 環境問題の地球規模への拡大

1. 地球環境問題とは

　近年，日本を襲う豪雨や台風は誰しもの予想を上回る規模である．「観測史上まれにみる」「数十年に一度の」「命に係わる危険」といった言葉をよく耳にする．異常気象は世界の多くの地域でも発生している．アメリカでは広範囲で山火事が続発し，沿岸部では過去十年で最大規模の赤潮が発生している．インドは深刻な干ばつに見舞われ，北極圏では決して溶けないとされてきた厚い氷が溶け始める事態となった．これら異常気象が意味するところは何なのだろうか．

　地球環境問題は規模が広範で，加害者と被害者との相関が見えず，長期的な被害を予測するため理解が難しい．また地球温暖化，森林破壊，酸性雨など多くの分野が互いに相乗効果を及ぼしあって問題を複雑にしている（図6-1）．サンゴ白化現象など，予想されなかったダメージが突然顕在化する例も多い．問題が新しいため，これまで多くの大人は系統的な教育を受けておらず，無関心

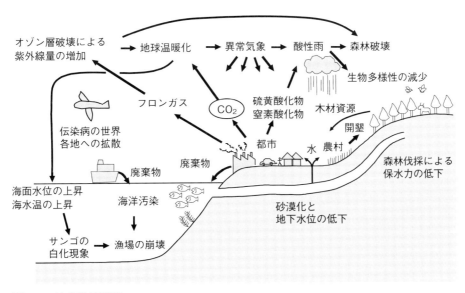

図6-1　地球環境問題

であった．今世紀に入り，インターネットで情報が積極的に提供され，優れたテレビ番組も作られるようになり，地球環境問題に対する理解と関心は拡がっている．至るところで「地球に優しい」とか「エコ」という言葉がきかれ，環境を扱った書物や雑誌が次々と発刊されている．

　人類を発展させてきた農業は，今日種を蒔けば来年にはより大きな収穫が得られるという知識を持っているから可能であった．環境保全対策も，今日投資をすればそれが近い将来私たちに大きな利益をもたらすということを，すべての人が十分に理解してはじめて可能になる．

2. 環境悪化の原因と循環型社会への変換

　20世紀の経済システムは，大量生産，大量消費，大量廃棄の一方通行型が合理的と考えられていた．地球の資源は無尽蔵で，有害廃棄物を排出しても地球の復元力で元に戻ると思われた時代もあった．しかし人口が増え，経済活動が地球規模の広がりをみせるにつれ，環境破壊が地球規模で深刻になり，人は地球が有限であることを痛感させられるようになった．

環境悪化の原因　地球環境悪化の原因は，有害物質の排出と資源の消費の2つの面からとらえることができる．1960〜1970年代，窒素酸化物・硫黄酸化物の排出による酸性雨問題，フロンガスによるオゾン層破壊，海洋汚染というように，様々な問題が露呈し始めた．1990年代に入ると，二酸化炭素排出による地球温暖化に伴って世界各地で異常気象が発生し，干ばつ，洪水，ハリケーンや台風などの自然災害による被害額が増え出し，世界経済に大きな影響を与えるようになった（図6-2）．資源の消費増大も進みつつある．石油や天然ガスは今後50〜60年程で枯渇すると考えられており，金属資源も金，銀，水銀，鉛などは予想される埋蔵量のうち7割以上が採掘されたとされる．森林破壊や地下水の過剰な汲み上げ，漁場の乱獲により，これらの有用な資源も枯渇する恐れがでてきている．

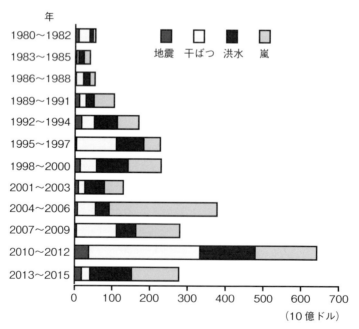

図6-2　世界の自然災害の被害総額
（「環境白書など」[i]）をもとに作成）

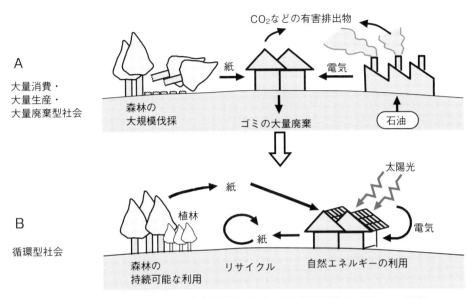

図 6-3　大量消費・大量生産・大量廃棄型社会（A）から循環型社会（B）への移行

循環型社会　環境悪化を受けて，世界中で循環型社会へ移行する動きが進められている（図6-3）．環境を犠牲にして経済発展を進めるのではなく，環境と経済発展は互いに依存するものとしてとらえ，将来に渡っての発展には地球環境の保全が不可欠という考え方が広く受け入れられ始めた．国際石油資本は競って風力と太陽エネルギーに投資を始め，自動車産業は電気自動車などエコカーの開発にしのぎを削っている．日本各地でもゴミの減量化・有料化に取り組む市民や，森の修復に取り組むボランティア，環境負荷の少ない商品の開発を企業に委託して共同購入に取り組む市民グループなどが増えている．

3. 公害から持続可能な発展へ

公害　化石燃料を用いて大きな動力を発生させる技術が開発され，工場で大量生産が行われるようになると，世界各地で公害が発生し始めた．20世紀半ばにはロンドンで石炭の燃焼による亜硫酸ガスや微粒エアロゾルを含んだ煙が朝夕地表付近にたちこめ，スモッグが発生するようになり，1952年の冬には2か月で約8,000もの人々が呼吸器疾患などで死亡した．1955年の夏にはロサンゼルスで光化学スモッグが発生し，死者400人を出した（表6-1）．

日本の公害問題は明治時代に起きた足尾鉱毒事件などが知られているが，1960年代の高度経済成長期には全国に公害による被害が多発するようになった．なかでも四日市喘息（三重県），イタイイタイ病（富山県），水俣病（熊本県），新潟水俣病は四大公害病といわれ，甚大な被害を生んだ．水俣病の場合，化学メーカーの工場から水俣湾へ排出され続けた有機水銀が魚介類に蓄積し，知らずに食べた住民が中毒症状を発症し，多くの犠牲者が出た．住民運動や世論が高まり，1967年に公害対策基本法が制定されると，企業も公害対策に力を注ぐようになった．

欧州では1970年代に入り環境問題は新たな局面を迎えた．高煙突化が進んで大気上層まで届くようになった汚染物質は国境を越え，欧州全土に酸性雨を降らせて森林を枯死させ始めた．急速に広がる森林被害を目の当たりにして人々の環境に対する意識は一気に高まった．それまでの環境問

表 6-1 環境問題のあゆみ

年代	環境問題		環境問題に関する政策
1950	ロンドン・スモッグ事件 ロサンゼルス・光化学スモッグ	世界各地で公害問題が多発 主として先進国の都市部	
1960	日本で四大公害病		
1970	欧州・北米で酸性雨による広範な森林破壊が拡大	環境問題が国境を超えて拡大 特に欧州・北米で問題となる. 日本ではあまり大きな問題にならなかった.	先進国各国で環境庁設置 公害問題に取り組み始める 国連人間環境会議(1972) (ストックホルム会議)
1980	オゾン層破壊・地球温暖化などが表面化	地球規模の環境破壊顕在化 主として先進国の責任	
1990	異常気象による被害が急増	発展途上国による地球環境破壊の関与も徐々に大きくなる.	「持続可能な開発」という概念を提唱(1987) 地球サミット(リオ会議)(1992)
			「京都議定書」採択(1997) 「循環型社会基本法」施行 (日本，2000)
2000	プラスチックによる海洋汚染被害が急増・深刻化		ヨハネスブルグサミット(2002)
			国連持続可能な開発会議 (リオ＋20)(2012)
2015			「パリ協定」採択(2015)

題は一部の市民が大企業や政府と闘って解決するイメージが強かったが，1970 年代からは市民，企業，政府の三者が，国境を越えて協力しあって環境保全に取り組み始めた.

（持続可能な開発） 1987 年に「環境と開発に関する世界委員会」でノルウェーのブルントラント氏（GH. Brundtland）が提唱した「持続可能な開発」という概念は，今日の環境問題のキーワードとなっている．これは「将来の世代のニーズを満たす能力を損なうことがないような形で，現在の世界のニーズも満足させること」と説明されている．1992 年にブラジルのリオデジャネイロで開かれた「地球サミット（国連環境開発会議）」では 170 を越える国々の首脳や，約 24,000 名の NGO（非政府組織）の代表が参加し，持続可能な開発を実現するための具体的な行動計画が宣言された．

2012 年には「地球サミット 2012（国連持続可能な開発会議）」が催され，「持続可能な発展と世界の貧困をなくすこと」について話し合われた．ウルグアイのムヒカ大統領（J. Mujica）は，私たちが "不況のお化け" を恐れるためにハイパー消費を続け，使い捨ての生活を続けている実態について疑問を投げかけた．そして世界を席巻する消費主義社会を戒め，見直さなければならないのはこれまで私たちが実行してきた社会モデルであり，私たちのライフスタイルであると述べた．「貧乏な人とは，少ししか物を持っていない人ではなく，無限の欲があり，いくらあっても満足しない人のことだ」と，彼がスピーチで引用した昔の賢人たちの言葉にうなずく人は多い．（ムヒカ大統領のスピーチ，打村明・訳[7,29)]を参照）

4. 新興国の問題と先進国の責任

現在の地球環境悪化の原因の大部分は，大量の使い捨てや過度のエネルギーを使用している先進国にある．その反省から欧州ではいち早く循環型社会への転換を図り，炭素税の導入などの積極的な政策も手伝って二酸化炭素排出量が減少するなど具体的な成果をあげつつある（p.117 参照）．しかしながら一人当たりの二酸化炭素排出量は，新興国に比べていまだ高い状態である．

一方，新興国では人口増加に生活水準の向上が加わって，環境に対する負荷は急激に上昇している．一部の貧しい国々では，人口増加，貧困，環境破壊の悪循環に陥っている．多くの新興国では急速に経済発展が進んだ半面，都市における公害や農村における砂漠化が顕在化し始め，その結果，環境保全と開発を調和させた「持続可能な開発」こそが最大の利益をもたらすとの認識から，環境保全対策の整備が進められ始めた．たとえば森林が失われると洪水が発生して大きな被害をもたらすため，森を伐採して得られる利益よりも森のまま残しておく方が経済価値があるとして，森林伐採を禁止し植林を始めている地域が増えている．

また先進国による経済援助の際も，国境を越えた「地球益」という考え方が重視され，地元と十分に対話を行って環境配慮を徹底し，相手国の持続可能な社会経済の発展につながるよう図られている．

5. 日本人の生活と地球環境問題

日本は明治維新以降に西洋文明を学んで産業と経済を発展させ，人口も増え，現在は飢えもなく物にあふれた豊かな生活を送っている．しかし日本は食料，エネルギーなどの大部分を輸入に頼っており，これらを生産するために地球にどれだけの圧迫を与えているかを目にする機会は少ない．

日本による地球環境破壊で話題とされるのが木材の問題である．かつて日本は世界一の木材輸入国で，1997 年には世界の木材輸入の約 2 割を占めていた．国土の 2/3 が森林で覆われているにもかかわらず，日本は安価な輸入木材に頼り，国産木材は有効活用されていなかった（図 6-4）．人の手が入らない日本の森林は，木々が密集するあまり日光が十分に差し込まなくなり，下草が育ち

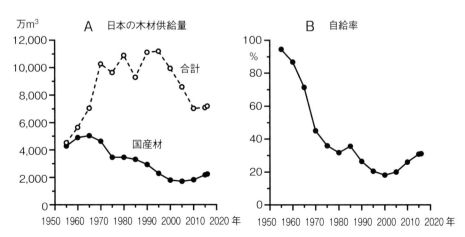

図 6-4 日本の木材供給量と自給率
（林野庁データ[ii]をもとに作成）

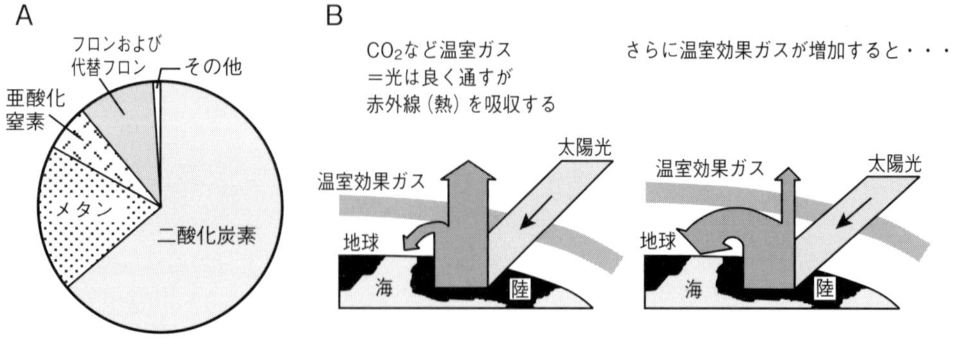

106　第 6 章　環境問題と人間

A

フロンおよび
代替フロン
亜酸化
窒素
その他
メタン
二酸化炭素

B

CO_2 など温室ガス
＝光は良く通すが
赤外線（熱）を吸収する

さらに温室効果ガスが増加すると・・・

温室効果ガス
太陽光
地球
海
陸

温室効果ガス
太陽光
地球
海
陸

図 6-5　温室効果ガス
A：温暖化への温室効果ガスの寄与率（2001 年）
B：温室効果ガスの作用
（A，B：「エネルギー白書」[iii] より）

にくく，雨で土砂崩れが起こりやすくなる．こうした状況を受け，間伐（かんばつ）を定期的に行い，間伐材を
資源として有効に使おうという取り組みが 2003 年頃に高知県で始まり，全国に拡がっている．放
置されている木材を持ち込むと交換される地域通貨「モリ券」など，様々な取り組みによって，
2016 年には木材自給率は約 35％ に達した．さらに建築廃材のリサイクルや事務書類のペーパーレ
ス化もあり，木材輸入量は少しずつ減少している．

　木材と同様によく話題にされるのが食料問題である．日本の食料自給率は 2016 年ではエネル
ギーベースで約 4 割と極めて低い．日本向けに輸出する食品を生産するために，海外では森林やマ
ングローブ林をつぶしてプランテーションや養殖場が開発されてきた．また，世界の水産資源の約
9 割が漁獲されているが，日本は世界の中でも水産物輸入量・消費量ともに多いため，率先して世
界の水産資源の管理に協力する責務がある．

2.　地球環境問題の各論

1.　地球温暖化と気候変動

　地球環境問題の中でも，影響が最も大きいのは，大気中の二酸化炭素（CO_2）濃度上昇によって
起こる気温の上昇である．太陽光線を吸収して暖められた地表からは熱が大気中に放射されるが，
二酸化炭素やメタン，フロンなどは，この熱を吸収して地球を温室のように暖める効果があり，温
室効果ガスとよばれる（図 6-5）．

　産業革命が始まった 1750 年頃の大気中二酸化炭素濃度は推定 278 ppm だったのが，1959 年に
は 13％ 上昇して 316 ppm になり，2016 年にはさらに 27％ 上昇して 403 ppm にも達した（図
6-6）．これに伴って地球上の平均気温も，1880 年から 2012 年の期間に 0.85℃ 上昇した．現在世界
の平均気温は 10 年間で 0.17℃ 上昇している．

　IPCC（国連気候変動に関する政府間パネル）は 2014 年の報告書において，温室効果ガスを現在
のように排出し続けた場合，2100 年の世界の平均気温は 2005 年に比べて 2.6〜4.8℃ 上昇するが，

温室効果ガスの排出を最も抑える対策をとれば気温上昇は0.3〜1.7℃に抑えられると予測した.

平均気温の上昇によって蒸発する水分が増えた陸地では干ばつが進み，大量の水が蒸発する海では台風などの暴風雨の発生が増える．また北極の氷が溶けることで強い寒気が南下しやすくなり，日本では冬の異常低温がよく観測される．暖流の恩恵を受けている欧州でも，海流を動かす力が弱くなる可能性があり，寒冷化する可能性が指摘されている．このように気候変動によって，豪雨と干ばつ，高温と低温という両極端の気象現象が地球規模で発生しやすくなっている．

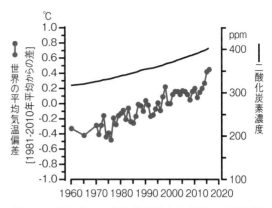

図6-6 大気中の二酸化炭素濃度と世界の平均気温の関係（環境省データ[iv]をもとに作成）

海水の熱膨張や南極・グリーンランドの氷河の融解により，世界の平均海面水位は1993〜2010年の期間で1年あたり約3.2 mm上昇したとされ，さらに上昇すると，水没する国も現れる可能性がある．また，二酸化炭素は水に溶けると炭酸になるため，大気中の二酸化炭素濃度の上昇は海洋の酸性化につながる．海洋のpHは一般に弱アルカリ性に保たれているが，産業革命前に比べてすでに0.1程度低下していると推定されている．

気候変動は地球上のあらゆる生態系を変化させつつある．植物の枯死，害虫の異常発生，洪水や干ばつによる農作物の収量の減少，森林火災，サンゴ礁の死滅による海洋生物の生態系への影響，マラリアの流行地域の拡大など，すでに様々な被害が生じている．世界の平均気温が2℃以上高くなると，小麦，米，トウモロコシなど穀物の収穫量は減少し，世界の食糧事情を脅かすとされる.

大気中の二酸化炭素濃度はなぜ上昇を続けるのだろうか.

第1の原因は人間による大量の石炭や石油など，化石燃料の利用である．化石燃料は燃焼させると二酸化炭素を発生する．日本で人為的に排出される温室効果ガスの約9割が二酸化炭素である.

第2の原因は森林破壊である．森林では植物が光合成の際に二酸化炭素を利用して酸素を排出している．急速に森林破壊が進み，二酸化炭素濃度の上昇に拍車をかけている.

国際的な取り組み 1980年代から温室効果ガス削減のための国際会議が開催されるようになり，1992年の地球サミットでは155か国が気候変動枠組条約（温暖化防止条約）に署名し，世界各国が協力して地球の温暖化防止に取り組むべきことに合意した（p.104, 表6-1参照）．これを受けて1994年から概ね毎年，気候変動枠組条約締約国会議（COP）が開かれるようになった.

3回目の会議（COP3）は1997年に京都で開催され，ここで京都議定書が採択された．京都議定書では，先進国に対して法的拘束力のある温室効果ガス削減目標を定め，1990年を基準年として2010年前後までに，日本は6％，EUは8％の削減が要求された．削減目標を達成するためには，京都メカニズムと呼ばれるルールがあり，他国の温室効果ガス削減プロジェクトを実施した場合，自国の削減量に換算できるため，日本はアジア・アフリカが進める新エネルギー事業に協力した．また，国や企業ごとに割り当てられた温室効果ガスの排出権を越えた場合，割当量を下回った国や

企業から排出権を購入することで目標を達成したとみなすことのできる「温室効果ガス排出権取引」が盛り込まれ，世界各地で排出量取引市場が設立された．さらに，植林による二酸化炭素吸収量も排出量として換算できたため，日本企業が海外で積極的に植林事業を行うようになった．京都メカニズムが適用された結果，すべての締約国で2012年迄に温室効果ガス削減目標が達成された．

2015年には新しい国際的枠組みである「パリ協定」が採択され，産業革命前からの世界の平均気温上昇を2℃未満に抑えるという目標を掲げた．目標達成のためすべての国が温室効果ガスの排出削減目標を示し，21世紀後半には排出ゼロを目指す．

2013年の統計では，温室効果ガスの7割を中国，米国，EU，インド，ロシア，日本で排出する．気温上昇2℃未満という目標を達成できなければ，二酸化炭素を吸収している森林や海が温室効果ガスの発生源に転じて温暖化に歯止めが利かなくなり，「ホットハウス・アース（hot house earth）」に陥ると警告する研究者もいる．

2. オゾン層の破壊

地上約10〜50 kmの成層圏にあるオゾン層が破壊されると，皮膚がんが増え，農業生産が減少し，多くの海中生物を死滅させると指摘されている（p.2参照）．

フロンは1920年代に発明され，スプレー缶や発泡スチロール，溶剤，エアコンや冷蔵庫の冷媒として幅広く普及した．1974年にアメリカの化学者モリーナ博士（JM. Molina）とローランド博士（FS. Rowland）は，フロンは寿命が長いために成層圏まで達し，そこで分解されて塩素原子を発生させ，オゾン層を大規模に破壊する連鎖反応を引き起こすという説を発表した．この説は世論やマスコミを動かし，その圧力によってアメリカ，スウェーデン，カナダ，ノルウェーなどでスプレー缶用のフロンの使用が禁止された．1984年に日本の中鉢繁南極観測隊員が南極上空のオゾンが春期に著しく減少することを発表すると，1987年にオゾン層破壊物質の消費・生産を規制するモントリオール議定書が採択された．そして代替フロンの急速な開発などによって，世界のフロン消費量は1986年の110万tから1996年には16万tに減少した．しかしオゾン層破壊物質が成層圏に到着するには時間がかかり，オゾン層が回復し始めるまでは時間のずれがある（図6-7）．現在の推定では，すべての国がモントリオール議定書に従えば，オゾン層はこれから徐々に回復し始め，1980年のレベルに戻るのは21世紀の半ば頃になると推定される．

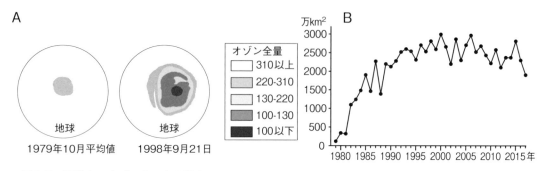

図6-7 地球上のオゾンホールの拡大
A：南極から見たときのオゾン量を示す．B：オゾンホールの最大面積の経年変化（A，B：気象庁データ[v]）をもとに作成）

現在，代替フロンとして広く使われているハイドロフルオロカーボン（HFC）は，オゾン層破壊効果はないものの温室効果が強い．このため先進国では 2036 年までに 85%，新興国・途上国でも 2045 年までに 80% 削減目標がたてられている（モントリオール議定書改定）．代替フロンの代替策としてアンモニアなどの自然冷媒が提示されている．

3. 酸　性　雨

酸性雨とは pH 5.6 以下の雨のことを示し，工場や自動車から排出される硫黄酸化物，窒素酸化物等が雨に溶け込むために生じる．「酸性雨」という言葉は 1872 年に英国のスミス氏（R.A. Smith）によって初めて用いられ，産業革命の頃から生じていたと推測される．煙突が高くなるにつれ大気汚染物質は遠くに運ばれるようになり，1960 年代頃からは北欧やカナダの人里離れた湖沼で酸性化による魚の死滅が問題となり始めた．1970 年代からは他の欧州諸国でも急速に森林が枯れ始めたため，欧州全体で硫黄酸化物や窒素酸化物の排出削減に取り組むようになった．その結果，欧州では大気中の硫黄酸化物濃度は減少しつつある．

日本で酸性雨が注目を浴びたのは 1974 年 7 月のことで，首都圏に pH 4.1～4.5 と推定される酸性雨が降り，3 万人を越える人々が「目が痛い」とか「肌がチクチクする」といった被害を訴え，公害問題として「晴れれば光化学スモッグ，雨が降れば酸性雨」といった形で認識された．酸性雨は現在，全国的に，日常的に観測され，関東地方のスギの立ち枯れなどの森林被害も報告されている．

4. 森　林　破　壊

約 1 万年前に人間が開墾を始めた頃，地球の陸地面積の約 40% にあたる 60 億 ha 以上が森林で覆われていたとされる．2015 年の時点で，地球に残存する森林は約 40 億 ha で，それまでの 25 年間で森林面積は約 1.3 億 ha 減少した．森林消失の大部分が熱帯林で起きている．

森林減少の原因としては，森林火災，プランテーションや農地，放牧のための開墾，輸入用木材の乱伐，鉱物資源の採掘，薪炭材の採取などがあげられる（図 6-8）．また地球温暖化による異常気象や酸性雨の影響も大きい．森林が劣化すると水の循環がうまくいかなくなって土地が乾燥し，大規模な火災が発生して森林が一気に失われるケースが増えている．

森林は光合成によって大量の二酸化炭素を消費するため，森林消失によって大気中の二酸化炭素濃度が上昇し，地球温暖化に拍車をかける．また森林が失われることによって多数の野生生物が絶

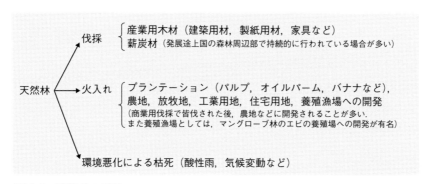

図 6-8　天然林の衰退

110　第 6 章　環境問題と人間

減し，生物の多様性が減少する（p. 113 参照）．

　一度破壊された森林を再生するには，温帯林で 200 年以上，熱帯林では 400 年以上の歳月を要するといわれる．

5. 海洋汚染，サンゴ白化と漁場の崩壊

海洋汚染　工業廃水や生活排水が原因となって沿岸漁業に被害をもたらす赤潮は，世界中の海域に拡がっている．有害物質による海洋汚染は目には見えないが，1988 年に北海に棲息している 2 万頭前後のアザラシのうち 85％が 10 か月余りで死亡した．アザラシの体内からは高濃度の水銀やカドミウム，PCB など 150 種類に及ぶ有害物質がみつかり，これらによって抵抗力が弱ったアザラシを伝染病が襲ったことで大量死を引き起こしたと考えられている．有害物質は海中濃度が微量であっても，プランクトン，小魚，大型魚という食物連鎖を通して生物濃縮が起こり，最終的に高次消費者である栄養段階の高い動物に影響を与える（p. 94，**図 5-22** 参照）．北大西洋のイルカの例では海中濃度の 1,000 万倍の濃度で PCB や DDT を体内に蓄積していることもあった．

サンゴ白化　世界中でサンゴが白化現象を起こして危機に瀕している．サンゴの白化が起きる頻度は 2016 年の時点で，1980 年の 5 倍近い．サンゴの体内には 褐虫藻 が共生して食料と酸素を供給している．サンゴは 28℃ 程度の海を好むが，海面温度が 2℃ 上昇するだけで褐虫藻はサンゴから抜け出し（色が抜けて白化する），そのまま戻らないとサンゴは死滅する．海底の温度変化は通常は少ないが，地球温暖化によって海水温度が上昇しているため，サンゴは今後も壊滅的な打撃を受けるだろうと危惧されている．サンゴは海の熱帯林とも呼ばれ，そこには多くの魚が生息しているため，死滅することによって海洋の生態系へ重大な影響を及ぼすと推定される．

沿岸域の汚染　沿岸域の開発や汚染も海洋の生態系を乱している．植物プランクトンや海藻は太陽光が到達できる水深 200 m 位までの沿岸域にしか生育できないため，食物連鎖を構成する動物プランクトン，小魚，そして大型魚類も，多くは沿岸域に棲んでいる．これに対し海の大部分を占める外洋部は，陸上の砂漠と同様に非常に生産性の低い地域になっている．藻場 や 干潟，マングローブ林などは，陸上からの様々な栄養物質が堆積するため，魚介類の産卵場やエサ場などの生育場として沿岸域の生態系に重要な役割を果たしている．沿岸域の開発によって漁獲量が激減した地域では，莫大な費用をかけてマングローブ林や干潟などの再生を試みている所もある．

6. プラスチックごみ

　私たちの身の回りはプラスチック製品であふれている．ペットボトルや食品の容器，サランラップやレジ袋など，使わない日はないといっていいだろう．高分子化合物であるプラスチックは薄く耐熱性があり，強固で耐久性がある．ただ，生ごみと異なり，捨てられると分解されるまでの時間は何百年とも，永久に分解されないともいわれる．

プラスチックと海洋汚染　プラスチックは 1950 年頃から生産が本格化し，現在に至る迄の生産量は 83 億トンとされる．アジアの経済発展に伴い近年の生産は急増しており（**図 6-9**），過去 15 年間の生産量はこれまでの累積生産量のほぼ半分を占める．ごみ

を増やさないため，リサイクルなど再生処理が求められるが，生産の急増に処理システムが追いつかず，世界中の海が行き場のないごみの捨て場になっている．廃棄されたプラスチックの大半はアジアで捨てられたものである．毎年何百トンものプラスチックがポイ捨てされ，川に流され，海に流れ込んでいる．フィリピンのマニラ湾に流れる川はプラスチックごみで埋め尽くされ，橋がなくても歩いて渡れるという．

海にたどり着いたプラスチックの一部は波や風，太陽光や海洋生物により細かく砕かれる．直径5 mm以下のプラスチックごみはマイクロプラスチックといわれ，食べ物と見分けがつかなくなり，プランクトンから海鳥（図6-10），クジラに至るまでのあらゆる海洋生物に誤飲される．体内に取り込まれたマイクロプラスチックは消化管に蓄積され，食欲を失わせ，発育不良や繁殖力の低下を招く．

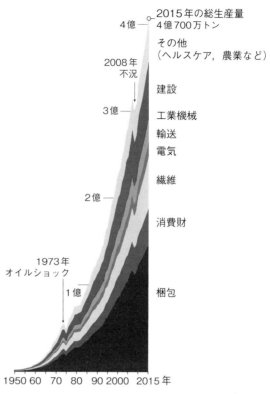

図6-9　全世界のプラスチック生産量（トン）[vi]

プラスチックごみ対策　プラスチックによる海洋汚染問題は緊急の課題である．2017年ケニアで開催された第3回国連環境総会では，危機的状況にある海を救うことの重要性が訴えられた．各国でも対応がとられ，たとえばポリ袋禁止国に加わったケニアでは，違反すれば多額の罰金か懲役刑が科される．フランスは2020年までにプラスチック皿やカップなどの使用を禁止すると発表した．ノルウェーではペットボトルの回収率が97％に上るが，空になったペットボトルを返却すると数十円返金されるデポジット制度が高い回収率を支えているようである．太平洋ごみベルトといわれる海域に流れつくプラスチックごみの半分近くを占めるのが魚の網とされ，米国の企業は魚網をリサイクルしてスケートボード等を作る取り組みを始めている．2018年に世界でプラスチックストローの廃止が相次ぎ，日本でもプラスチック製品の原料を植物由来のバイオマスプラスチックや紙に切り替える動きがある．

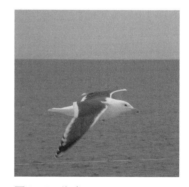

図6-10　海鳥

7．砂漠化と地下水の問題

砂漠化　砂漠化とは，砂漠化防止条約によれば「乾燥地域，半乾燥地域，乾燥半湿潤地域における気候上の変動や人間活動を含む様々な要因に起因する土地の劣化」と定

義される．砂漠化につながる気候上の変動とは，地球温暖化，森林減少による地域全体での水循環の変化などである．砂漠化につながる人間活動とは，過放牧や過剰耕作，灌漑農業による塩分集積，森林伐採などである．砂漠化の影響を受けやすい乾燥した地域は地球の地表面積の約4割を占め，特にアジアとアフリカでは砂漠化が食糧生産基盤へ深刻なダメージを与えている．

地下水汚染 　地下水汚染の深刻さも明らかになりつつある．原因としては，塩素系溶剤や重金属のほか，殺虫剤や窒素肥料などの農薬が重要である．特に過剰に散布された窒素肥料は地下水の硝酸塩の濃度を上昇させ，乳幼児の健康障害などを招いている．このため有機農法を見直し，農薬の使用を減らす取り組みが世界各地で実施されている．

8. 廃棄物問題

1980年代後半から廃棄費用の高い国から低い国へ，規制の厳しい国から緩い国へと有害廃棄物が不適当に移動されたり，海洋へ投棄されたりして問題になった．これを受けて1989年「有害廃棄物の国境を越える移動及びその処分の規制に関するバーゼル条約」が採択され，有害物質の発生量を極力抑制するための施策を各国に求めるとともに，有害廃棄物の越境移動を原則的に禁止することとした．

日本国内の不法投棄も社会問題化しており，たとえば瀬戸内海の小さな島，香川県豊島に1980年代に不法投棄された90万t以上の産業廃棄物は，14年間で約770億円かけて処理されたが，処理完了後も新たな汚泥がみつかるなど，完全な解決は難しい．不法投棄事件を受けて2000年に廃棄物処理法が改正され，廃棄物処理業者以外に排出企業も不法投棄された廃棄物の責任を負わなくてはならなくなった．このため不適切な処理をされる危険を避け，優良な処理業者へと委託先を変える企業が増えている．また，不当に安い料金で受注する産廃事業者が淘汰され，適正な価格競争が始まり，廃棄物処理の費用が上がることによって，ゼロエミッション（ゴミゼロ運動）が推進されることも期待される．

9. 生物多様性の減少

地球誕生以来約40億年に及び生物は進化と絶滅を繰り返し，長い時間をかけて地球環境を形成

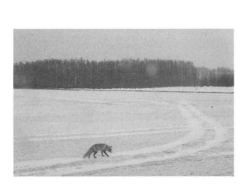

図6-11　キタキツネ

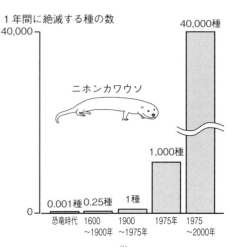

図6-12　種の絶滅速度[vii]

し，そしてその地球環境に適応した生物が生き残ることによって地球全体の生態系を構成している（図 6-11）．地球の歴史の中では，恐竜が絶滅した白亜紀に代表されるように多数の生物種が絶滅した時代があったが，現在はかつてない急激なスピードで種の絶滅が進行している（図 6-12）．

熱帯林と生物多様性

野生生物の絶滅の原因としては，以前は乱獲や外来種の侵入の影響などが大きかったが，現在は生息環境の破壊や悪化による影響が深刻である．特に熱帯林は野生生物の宝庫といわれ，熱帯林の破壊は生物の多様性に壊滅的な打撃を与えている．近年では熱帯林の保有する生物多様性の研究や商業的な価値を見直す動きもみられる．コスタリカの例では国土の約 1/4 を自然保護区に指定してエコツーリズムを推進したり，未知の生物資源を研究して新品種や医薬品の開発に活用しようと試みている．

生物多様性の減少は農業分野でも大きな問題を投げかけている．欧州では農薬を使用した集約型農業が増え，鳥が食べる昆虫が減っているために鳥たちが畑から姿を消している．フランスでは今世紀に入ってから現在に至るまでに鳥が著しく減少し，一部の種では個体数が 2/3 も減っているようである．農薬の使用を減らし，動物が棲みやすい農場を目指すべきと研究者たちが警鐘を鳴らしている．

野生生物の保護

これまでの野生生物保護のための国際的な取り決めとしては 1975 年に発効されたワシントン条約やラムサール条約，1993 年に発効された生物多様性条約などがある．このうちラムサール条約は，水鳥の生息地として重要な湿地に関する条約で，日本では釧路湿原が 1980 年に初めて登録され，絶滅危機にあるタンチョウの保護や湿原の再生事業に取り組んでいる．1991 年に登録されたウトナイ湖（苫小牧市）では，越冬のために飛来するカモや白鳥と触れ合うことができる（図 6-13）．

品種改良栽培の影響

現代ではかつてない程大量の農作物を栽培しているが，昔に比べて種類ははるかに少なくなっており，世界の食糧の大半は 100 種余りの栽培植物からできている．単一の遺伝子からなる生態系が危機に陥ったときの被害は大きく，もし病気や害虫が発生して，遺伝子がその病気や害虫に対して抵抗力を持たない場合，全滅する可能性もある．

日本では 1990 年に水稲作付面積の 1/3 以上を「コシヒカリ」と「ササニシキ」の 2 品種が占めていたが，1993 年の冷害によってササニシキが壊滅的な被害を受け，品種の集中は危険であると考えられるようになった．これによって新しい特性を持った多数の銘柄の米が店頭に並ぶようになったが，2018 年現在も上位 3 品目が作付面積の半分以上を占める状態にある．

急増している遺伝子組換え作物の生態系に対する影響も懸念されている．遺伝子組換え作物には害虫や除草剤に抵抗性を示す遺伝子が組み込まれており，これらの遺伝子が自然交配によって雑草に取り込まれたり，ミミズやミツバチなどの生物に影響を与える可能性が指摘されている（p. 97 参照）．

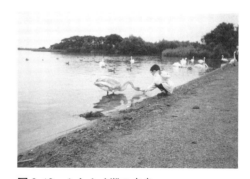

図 6-13　ウトナイ湖の水鳥

10. 伝染病拡散

1980 年に WHO は天然痘が根絶されたことを宣言した．これに続いてポリオや麻疹などの根絶計画も進められ，人類は感染症に打ち勝てると思い始めていた．ところが天然痘と入れ代わるかのように，1981 年にエイズ（HIV 感染症）が出現した．それと前後する形でエボラ出血熱や腸管出血性大腸菌感染症（大腸菌 O157 感染症），SARS（重症急性呼吸器症候群），重症熱性血小板減少症候群（マダニを介した SFTS ウイルス感染症）などの新しい感染症が次々登場し，新興感染症とよばれて話題になった．また，すでに克服されたと考えられていた結核やマラリア，梅毒などの感染症が増加に転じ，再興感染症として，人類に再び脅威を与えている．2014 年には蚊を媒体とするデング熱が国内で 70 年ぶりに確認されている．

新興・再興感染症の出現・拡大は，地球環境の変化が原因となっている場合が多い．マラリアの拡がりには地球温暖化による蚊の生息分布の変化が関連しているようである．また，ウイルスを病原体とする新興感染症のほとんどは，もともとは熱帯地域の森林に生息するサルやネズミ，コウモリなどを自然宿主としていたと考えられ，人間がウイルスの棲みかを荒らした結果，深い森の中に封印されていたウイルスに遭遇するようになったと推定されている．エイズにしても，最初の寄生相手はアフリカに生息するサルの群れだったと考えられるが，多くの狩猟者が森林の奥地にまで入り込むようになり，サルの肉が売られるようになったことがエイズ流行の引き金となった可能性がある．日本においても国際交流の活発化に伴い，海外から新しい感染症が侵入してくるケースが増えている．

3. 環境保全運動と環境革命

1. 環境保全運動の歴史と環境 NGO

沈黙の春 　1962 年にアメリカの女性科学者レイチェル・カーソン氏（R. Carson, 1907-1964）が世に出した「沈黙の春（Silent Spring）」は，近代の環境運動に対して最も重要な感化を及ぼした名著である．この本は当時大量に使用されていた DDT などの殺虫剤が，人間を含む生物に有害な影響を及ぼしていることを，多くの科学論文を引用しながら，叙情的にかつ力強く警告し，ベストセラーとなった．

成長の限界 　1968 年には欧州財界の有力な国際派アウレリオ・ペッチェイ氏（A. Peccei, 1908-1984）が，「子どもたちのために次の世代の社会を少しでも住み良いものにしたい」との念願から，世界各国から科学者や教育者，経営者などを集めてローマで会合を開催した．1970 年にローマ・クラブとして発足すると，「成長の限界（The Limits to Growth）」という報告書を発表した．この中では様々な状況下における世界モデルを計算しており，人口増加や工業生産が続けば資源の枯渇や汚染の拡大によって人類は衰退に向かうが，人口と資本を安定化した均衡状態では人類の活動は成長を続けるであろうと結論づけた（**図 6-14**）．そして廃棄物のリサイクルや資源再循環技術，太陽エネルギー利用や有機農法の必要性を指摘し，貧富の差をなくして初めて世界の均衡が実現されることを主張した．これらの考え方はすべて現在の環境保全運動の基本的な

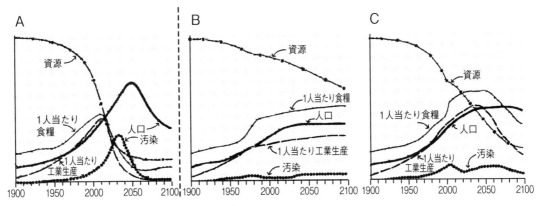

図 6-14 人口と資本の安定化と世界モデル[viii]
A：人口と資本を安定化しなかった場合の世界モデル．B，C：人口と資本を安定化する政策を 1975 年 (B) または 2000 年 (C) に導入した場合の世界モデル．現在はこの 2 つのモデルの中間にある．

グリーンコンシューマー10原則

1. 必要なものを必要な量だけ買う．
2. 使い捨て商品ではなく，長く使えるものを選ぶ．
3. 包装はないものを最優先し，次に最小限のもの，容器は再使用できるものを選ぶ．
4. 作るとき，使うとき，捨てるとき，資源とエネルギー消費の少ないものを選ぶ．
5. 化学物質による環境汚染と健康への影響の少ないものを選ぶ．
6. 自然と生物多様性を損なわないものを選ぶ．
7. 近くで生産・製造されたものを選ぶ．
8. 作る人に公正な分配が保証されるものを選ぶ．
9. リサイクルされたもの，リサイクルシステムのあるものを選ぶ．
10. 環境問題に熱心に取り組み，環境情報を公開しているメーカーや店を選ぶ．

図 6-15 グリーンコンシューマー 10 原則（「環境白書」[ix] より）

思想となっている．

ローマ・クラブの活動は世界中に大きな反響を呼び起こし，この頃から様々な環境 NGO が広く活躍し始めた．NGO は市民グループや科学者と協力し合いながら，人々の認識を高め，政治的な圧力をかけることにより，環境保全運動の先駆的役割を果たしてきた．

2. 市民意識の高まり

グリーンコンシューマー

循環型社会を構築するに当たって，市民一人一人が主役としての役割を自覚することが重要である．自らのライフスタイルを見直し，環境に優しい商品を買うことによって社会に影響を与え，循環型社会への変換を積極的に推進しようとする市民は，グリーンコンシューマー（green consumer，緑の消費者）と呼ばれ，日本においてもグリーンコンシューマー運動（グリーン購入とも呼ばれる）は急速に拡がっている（**図 6-15**）．

グリーンコンシューマーという言葉は，1988 年にイギリスで出版された「ザ・グリーンコンシューマー・ガイド」という本で初めて用いられた．この本は，自動車や電化製品，食品など，

様々な商品が抱える環境問題について解説し，有害物質使用の有無など，環境保全の観点から商品を選択するための情報を提供し30万部を越えるベストセラーとなり，ドイツや米国など世界各国で独自の版が出され，反響を呼んだ．

3R：Reduce・Reuse・Recycle

グリーンコンシューマーとしての具体的な行動の内容は，誰でも簡単に始められるものである．不要なものはできるだけ買わない，ゴミを少なくするよう心掛ける，ゴミの分別はきちんと守る，省エネに努め不必要な電気は消す，健康のためにも乗用車の過度の利用は控える，等々，個人の生活による環境負荷を減らすことである．環境負荷の少ない生活のキーワードとして，「Reduce（リデュース，廃棄物の発生抑制），Reuse（リユース，再利用），Recycle（リサイクル，再資源化）」の3Rがよく用いられる（**図6-16**）．

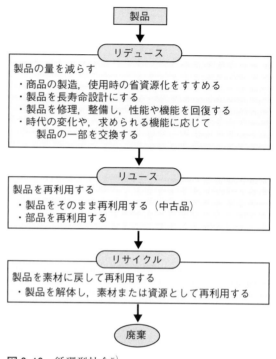

図 6-16　循環型社会[x)]

　紙の消費を例に取ると，まず使用量を減らすこと（Reduce）である．日本人の紙・板紙の消費量は2016年で世界の3位を占め，一人当たり年間200 kg以上消費しているが，不要な印刷やコピーを減らす，ティッシュペーパーや使い捨ての紙コップ・ペーパータオルの利用を控える，過剰包装やダイレクトメールを断るなど，個人の心掛けによって消費量は簡単に減らすことが可能である．次のリユースでは，裏紙を使う，本は積極的にバザーや古書店を利用するなどが奨められる．最後にゴミとなってしまった紙は資源ゴミとして排出し，リサイクルに回される．日本の2016年の古紙回収率は約8割と高いのに対して，古紙利用率は65％程度とまだ低い水準にある．

　グリーンコンシューマーは，環境に優しい商品・サービスを選択することによって徐々に市場を変えることができる．消費者が，包装容器が最小限の商品，農薬使用量の少ない食物を選べば，企業はそのような商品を開発するようになるからである．

　ケニアのワンガリ・マータイ氏（WM. Maathai, 1940-2011）は日本語の「MOTTAINAI（もったいない）」を「3R（Reduce, Reuse, Recycle）+ Respect（尊敬の念）」という精神のすべてを網羅する言葉として，世界に広めることを提唱した．

市民団体の役割

個人の環境保全への取り組みは，個々にバラバラに行われるだけでは，その効果は十分には発揮されない．目的意識の共有や組織化には，NGOや生協などの市民団体が果たす役割は重要である．市民団体は，市民への情報提供と啓蒙，行政や企業への提言，法律や合意事項が履行されていることの監視など，多岐にわたる活動を行い，個人，企業，行政等の連携を図る．1964年に東京世田谷の200人の主婦が牛乳の共同購入を始めたのを出発点として，生活クラブ生協は「せっけん運動」や「リターナブルびんの普及」など様々な環境保

全活動に取り組み，その活動は共感を呼んで全国的な組織に成長し，1995年には「われら人間：50のコミュニティー賞」を受賞している．

3. 行政の取り組み

炭素税　国民が環境問題に敏感であった北欧諸国では，すでに20世紀から政府が積極的な政策を実施し，結果として国民に大きな利益をもたらしている．デンマークでは，廃棄物埋め立て税の導入によって建設廃材のリサイクル率が8年間で12%から82%に伸び，デポジット制（預託金制）導入によりガラスびんだけでなくペットボトルもリユースされている．さらに炭素税とよばれる二酸化炭素の排出に課せられる税金を導入したことで，風力発電が推進され，風力産業は現在デンマークに大きな利益をもたらしている（p.120参照）（図6-17）.

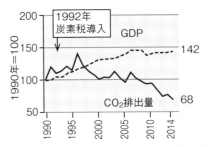

図6-17　デンマークにおける炭素税の導入と，実質GDPおよびCO_2排出量（環境省データ[xi]より）

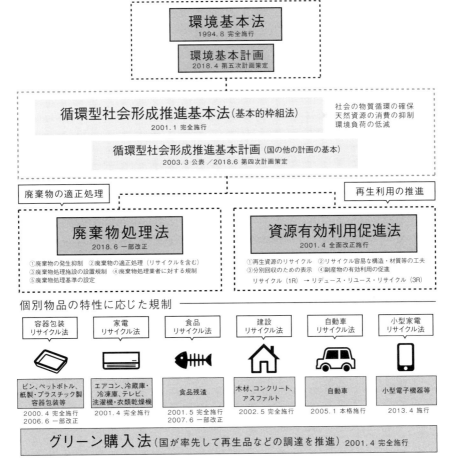

図6-18　循環型社会を形成するための法体系[xii]

118　第6章　環境問題と人間

リサイクル法　日本においても2001年に循環基本法（循環型社会形成推進基本法）が施行され、消費者に環境負荷を負担させ、環境型企業を政策的に支援する法律が次々と生まれている（図6-18）。容器包装リサイクル法は、現在家庭ゴミの容積の半分以上を占める、ガラスびんやペットボトル、紙箱、プラスチックトレーなどの包装容器の排出を減らす目的で制定された。近年はペットボトルのリサイクルが追い付かず、リサイクルではなく、ペットボトルを使わない取り組みが始まっている。食品リサイクル法では、まず食品ロスを削減し、それでも発生した食品廃棄物は飼料や肥料として再生利用することを目指している。家電リサイクル法では、特定の家電製品（テレビや冷蔵庫など）について消費者にリサイクル料を負担させることによって、寿命の長い製品の選択を推進し、電化製品のリース・レンタル市場の拡大を図っている。すでにオフィスのコピー機やOA（office automation）機器はリースが多く利用されている。

ゴミゼロ運動とエコタウン　市町村レベルでの行政も市民の生活に大きく反映される。2000年頃からは家庭ゴミ回収を有料化している自治体が増加しているが、これによってゴミの量が減って結果的に市民の税負担の軽減に成功している。北九州市は1997年にエコタウン事業として国の財政的な支援を受け、ゼロエミッション（ゴミゼロ運動）による地域振興プランに積極的に取り組み、二酸化炭素排出量の大幅な削減に成功し、2018年に「持続可能な開発推進に向けた世界のモデル都市」に選定された。

　2002年からエコタウン事業に参加する富山市の場合は2008年に「環境モデル都市」に選定され、公共の新型路面電車であるLRT（Light Rail Transit、軽量軌道交通）を軸とした拠点集中型のコンパクトで低炭素型のまちづくりを推進している。LRTは人と環境に優しいとされる次世代の軌道系交通システムで、欧米をはじめとする130以上の都市で整備されている。北九州市や富山市のようなエコタウンに承認されている地域はこれまで国内の26地域にのぼり、環境負荷削減に繋がる技術開発や国際協力に結びつく人材育成等に取り組んでいる。

4. 企業の取り組み

　1990年前後から環境リスクによって大企業が巨額の損害を被るケースが世界で多発した。また1990年代後半からは、環境配慮に優れた企業は将来に対する信用があり、倫理的な観点からも投資対象にふさわしいとの考えから、株価が上昇して資金が集まる傾向が出始めた。これを受けて、企業が生き残るためには環境リスクマネージメントが重要であるとの認識が拡がった。これは主として消費者運動、環境汚染、規制強化の3つに分類して考えることができる。

消費者運動　第1の消費者運動は、予想外の大きな影響を企業に与え得る。「ザ・グリーンコンシューマー・ガイド」（p.115）がスーパーマーケットの売り上げに大きく影響したのを始め、世界各国で消費者情報誌による商品の環境配慮が評価されるようになり、推奨品に選定された商品のマーケットシェアが倍増する例もみられる。1995年には、ある大石油会社が海上プラットフォームを国際条約に従って海洋投棄しようとしたところ、環境保護団体が不買運動を呼びかけ、大規模な不買運動と企業イメージの低下による損害は膨大なものとなった。これらの動きを受けて、環境報告書をホームページ等で公開したり、ISO14001（国際標準化機構が定める環境管理の国際規格）認定など国際的な環境管理・監査の国際規格の認定を取得し、環境問題に積極的な姿勢をアピールすることによって消費者の監視活動の先回りをしようとする企業が増えている。ISO14040ではさらに「ライフサイクルアセスメント（life cycle assessment）」の枠組みが定

められており，製品の製造から廃棄・リサイクルに至る製品寿命全体における環境負荷を測定評価し，消費者に情報を提供することによって，企業の環境への取り組みが益々透明になってきている．

環境汚染対策　第2の環境汚染は，過去の汚染が法改正などによって顕在化するケースが多い．1991年，日本の化学会社の工場跡地で大規模な土壌汚染が発見され，処理費用は100億円近くに達した．また1997年からは大手企業の工場敷地内から高濃度の汚染物質が次々と検出され，マスコミをにぎわした．多くの企業では環境法を遵守していたが，有害物質の地下浸透が禁止されたのは1989年であり，1997年に水質汚濁法の改正に伴って10年以上前の汚染の責任を負わされる形となった．新たな環境規制の導入ラッシュが続いている現状では，企業は法律の有無にかかわらず徹底した環境リスクマネージメントを行わなければ，将来に巨額の環境債務を残すことになる．

規制強化　第3の規制強化は，製品の環境面での競争力の向上を強いるものである．容器包装リサイクル法や家電リサイクル法の導入によってリサイクル費用を消費者や企業に負担させる仕組みが確立され，リサイクルのための流通ルートやリサイクル工場を確保でき，リサイクルしやすい製品を開発できる企業が大きな競争力を持つようになった．加えて，日本では2010年度以降，省エネルギー法に基づきランキング型の環境規制を行っており，自動車や電化製品は省エネ能力格差を市場で公開されるようになった．自動車の場合，技術的に最も優れた自動車を基準に燃費が設定されるため，エコカーの開発に拍車がかかるが，熾烈な企業間の競争は相次ぐ燃費不正問題を招いた可能性もあろう．

エコカー　自動車は20世紀にはスポーツカーや大型車の人気が高かったが，その後，ハリウッドスターが進んでエコカーに乗るようになり，燃費の良い自動車を選ぶ人が増えた．現在，世界中で電気自動車などの次世代型自動車が販売されている．フランスでは2040年までにガソリン車とディーゼル車の販売を禁止する目標を掲げている．自動車の素材を見直す動きもある（p.6参照）．さらに進んで，欧州では車中心の生活からの転換が積極的に進められており，公共交通やカーシェアリングを利用した方が環境に良いだけでなく，便利で経済的だという理解が広がっている．このため，多くの自動車産業では将来を見据えて，環境負荷の少ない新しい移動手段の開発に力を入れている．

5. エネルギーの変換

自然エネルギー　エネルギーの効率を上げてエネルギー消費量を減らすとともに，環境負荷の少ないエネルギーへの変換を図ることは重要な課題である．現在，自然エネルギー（再生可能エネルギー）として世界中で注目されているのは，風力発電（**図6-19**）と太陽光発電であり，発電設備の容量は2006年から2016年までの10年間で，それぞれ約6.5倍と約50倍に増えた（**図6-20**）．自然エネルギーとしてはそのほか，バイオマス（農産物，食品の廃棄物，糞尿，間伐材などからエネルギーを作る），地熱，

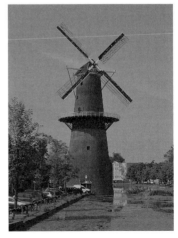

図6-19　風車（オランダ）

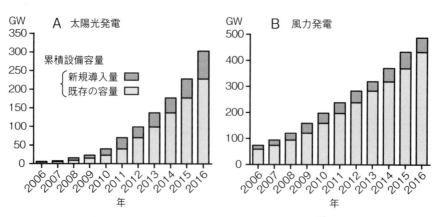

図 6-20 世界の太陽光発電と風力発電の累積設備容量の推移[xiii]

小規模の水力などが挙げられる．

風力発電 デンマークでは風力発電を積極的に推進したことによって，2017 年に風力発電が総発電量の半分近くを供給するようになり，急成長を続ける風力産業において世界最大のシェアを占め，大きな利益を上げている．大量生産によって価格も下がり，立地条件によっては石炭よりも発電コストが安くなっている．現在ではアメリカやドイツなどの先進国だけでなく，インドや中国など，世界中で風力発電は劇的に拡大している．日本でも風力発電は年々増加しており，2017 年時点で 2,253 基が設置されている．一方，風車が高速で回るため，野鳥が風車に衝突する事態も発生するようになった（バードストライクと呼ばれる）．北海道では絶滅危惧種のオジロワシも被害に遭い，環境省は風車に色を施すなど対策を進めている．

太陽光発電 太陽光発電は海外では 1980 年代に使われ始め，2000 年代以降は中国や米国などで設置が急増している．2035 年には世界全体の発電量の 1 割を超える見通しといわれている．太陽光発電とは，シリコンなどの半導体に光が当たると電気が発生する性質（太陽電池）を利用したものであり，日本はその技術において世界的に優れている．太陽電池を組み込んだ屋根材が開発されてから，太陽光発電住宅が普及し始め，現在では普通にみられるようになった．太陽光発電システムの価格は量産化によって価格も低下し，近年は家庭用蓄電池と組み合わせて導入される住宅が増えている．環境に優しいだけでなく，停電時に非常用電源として使用できるという利点もある．

風力発電や太陽光発電には，自然環境に応じて出力が変動するという欠点がある．これを調整するための仕組みとして揚水発電がある．揚水発電は，電力が余っている時間帯に低い位置にある水を高い位置に汲み上げておき，電力が必要になったときに水を落として水力発電を行う仕組みで，巨大な蓄電池のように働く．

RE100：Renewable Energy 100% 再生可能エネルギーが抱えるもうひとつの問題は価格である．欧米では 21 世紀から，割高な電力料金でも再生可能エネルギーを選択する「グリーン電力制度」が利用されている．2014 年には企業が 100％再生可能エネルギーを利用するためのアプローチとして「RE100（Renewable Energy 100%）」が発足した．RE100 に加盟するためには，「ある時期までに使用電力を再生可能エネルギー 100％にする」と宣言するとともに，その調達計画を提出する必要がある．世界を代表するような大企業が加盟し

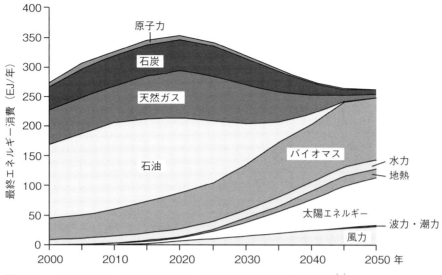
図 6-21 エコフィス・シナリオによるエネルギー供給長期見通し[xiv]

ており，日本企業も 2017 年から続々と続いている．

2011 年に世界自然保護基金は，2050 年までに世界のエネルギー需要をすべて再生可能エネルギーで供給することが経済的にも技術的にも可能であると発表した（図 6-21）．今後はこれらの技術を社会に導入するための方策づくりが課題となるが，達成可能な目標であると考えられる．

原子力発電 　原子力発電は核廃棄物の処理や安全性に関して問題があるため，再生可能エネルギーには含まれない．特に核燃料の処分は世界各国が頭を悩ませている問題である．フィンランドは 2015 年に地下深く埋める最終処分施設の建設を世界で初めて許可した．問題を先送りにしないという政府の姿勢と，住民の理解による．日本でも海底下での処分の検討を進めている．日本では一次エネルギー供給源のうち原子力の占める割合が 2010 年に 11.1％だったが，東日本大震災を契機に 1％以下まで縮小した．

燃料電池 　従来型のエネルギーを応用して環境負荷を減らす試みも進んでおり，その代表が燃料電池である．燃料電池とは，水素と酸素が結びついて水ができる時の化学エネルギー（水の電気分解と逆の反応）を，直接電気エネルギーに変える発電機器である．燃料となる水素は，化石燃料やメタノールなどから生成する必要があり，化石燃料を用いると二酸化炭素を排出するが，それでも従来型のエネルギーと比較して「排ガスがクリーン」「エネルギー効率が高い」という特徴を持つ．燃料電池を用いた家庭用の熱電併給システム（コージェネレーション，cogeneration）の導入も進んでいる．これは天然ガスなどから水素を取り出し，空気中の酸素と反応させることで電気を作り，その際に発生する熱を利用してお湯を沸かす仕組みで，高いエネルギー効率が得られる．

6. 情報技術と環境保全への関わり

衛星からのデータは環境保全のための極めて重要な情報源である．森林破壊の監視のほか，気象や気候変動の観測，サンゴ礁の監視や乱獲による漁場崩壊の防止，廃棄物の不法投棄の追跡など，環境法や環境条約の実効性を高める上で広く利用されている．

情報技術は環境問題の情報公開や教育にも重要な役割を果たし，個人とNGOや行政，企業のコミュニケーションにも役立っている．世界中で数多くのNGOがモニタリングした地球環境をホームページで公開している．また企業の環境格付けや商品・サービスの情報を公開しているホームページも急増している．これらの情報は世界中からアクセスできるため，発展途上国の環境保全運動にも貢献することが期待されている．

7. 環境教育と生涯教育の重要性

2018年には世界中で観測史上初の気象災害が相次ぎ，「新しいフェーズに気候の状態が足を踏み入れ出している」と考える専門家もいる．2017年に実施されたアンケートでは，「地球レベルで環境が悪化している」と感じている人の割合は78％を占め，関心のある環境問題を複数回答で聞いたところ，「地球温暖化」が最も多く67％であった．そして，日常生活において「省エネに努める」「できるだけごみを出さないようにする」と答えた人は8割を占めている．

生態学者のブライアン・ウォーカー氏（B. Walker）はシステム自体がもう現状に不適切になってきている場合，痛みを伴ってでも，システムを変えていくことの必要性を述べている．その上で，健全な世界に向けての大きな希望は，若い世代の人たちが，変容の必要性を敏感に感じ取っていることだという．

意識の改革に教育の果たす役割は非常に大きい．今日の学校教育では，環境を大切にし，より良い環境づくりや環境の保全に配慮した望ましい行動がとれる人間の育成を重視している．本章のp.114に述べたレイチェル・カーソンの考え方を継ぐ自然への感性を磨く教育や森の中の幼稚園など，体験的な学習や問題解決的な学習など未来につなぐ環境教育についての充実が図られている．

日本でも貧困や飢餓が当たり前にみられた頃，人々は日々の食料を得るためにのみ生きた時代がある．現在の日本は世界の中で有数の豊かな国に数えられるようになった．一方で日本でも世界でも，大きな車や食べきれない量の食事はもはや豊かさの象徴ではなく，環境に優しい節度のある生活を求める人が増えつつある．大量消費を煽る誇大広告に惑わされることなく，正しい知識を持ち，次世代のために環境負荷の少ない生活に努める生活こそ，教養ある真に豊かな生活であると信じる人々は着実に増えている．

ワールドウォッチ研究所のレスター・ブラウン氏（L.R. Brown）は，人類は農業革命には1万

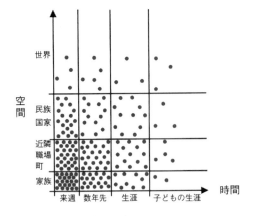

図6-22　人間の視野[xv)]

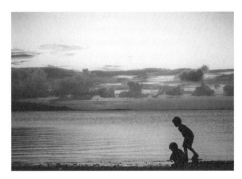

図6-23　未来に羽ばたく子ども達

年，産業革命には200年の歳月をかけてきたが，環境革命は数十年で成し遂げる必要があると述べている．このためには現在の時点で買い物，製品開発，教育，選挙などに携わっている大人の責任は重大で，環境学習を通して時代のニーズに対応することが要求される．「成長の限界」（ローマ・クラブ 1972）によると，遠い未来に拡がる全世界的な関心を抱いている人々は，ごく少数に限られており（**図 6-22**），この割合を増加させるのも生涯教育の重要な役割である（**図 6-23**）．

マスコミによる優れた番組，市民運動，通信教育など，生涯教育の場は増えつつあり，これらが環境保全運動に果たす役割は大きい．

文　　献

1章　地球環境と人間

1) アッシュクロフト, F.（矢羽野薫・訳）：人間はどこまで耐えられるのか. 河出書房新社, 2002.

2) 及川紀久雄, 今泉洋, 北野大, 村野健太郎：新 環境と生命. 改訂版, 三共出版, 2017.

3) 大島泰郎：科学のとびら24 生命は熱水から始まった. 東京化学同人, 1995.

4) 河合利光・編著：比較食文化論―文化人類学の視点から―. 建帛社, 2000.

5) 京都大学で環境学を考える研究者たち・編：環境学―21世紀の教養―. 朝倉書店, 2014.

6) 栗原泰：共生の生態学. 岩波書店, 1998.

7) 国際連合経済社会情報・政策分析局人口部・編（原書房編集部・訳）：世界人口予測1960→2060 2017年改訂版, 原書房, 2017.

8) 志賀英：住居学. 朝倉書店, 1988.

9) 総務省：平成29年版情報通信白書. 2017.

10) 田辺和裄：生物と環境―生物と水土のシステム―. 東京教学社, 1995.

11) 時実利彦：人間であること. 岩波書店, 1970.

12) トフラー, A.（徳岡孝夫・監訳）：第三の波. 中央公論社, 1982.

13) 針山孝彦, 津田基之：環境生物学―地球の環境を守るには―. 共立出版, 2010.

14) 樋口ゆき子：衣生活学. 朝倉書店, 1990.

15) Hewitt, P.G., Suchocki, J., Hewitt, L.A.（小出昭一郎, 本田建・監訳）：地球の歴史と環境. 共立出版, 1997.

16) Falkenmark, M：Water - Bloodstream of the biosphere. 2018 Blue Planet Prize Commemorative Lecture, Tokyo.

17) Hall, J.E.（石川義弘, 岡村康司, 尾仲達史, 河野憲二・訳）：ガイトン生理学. 原著第13版, エルゼビア・ジャパン, 2018.

18) 本間研一, 彼末一之・編著：環境生理学. 北海道大学図書刊行会, 2007.

19) 丸山茂徳, 磯崎行雄：生命と地球の歴史. 岩波書店, 1998.

20) Molles, M.C., Sher A：Ecology：Concepts and Applications. The McGraw-Hill Companies, Inc., 2018.

21) 湯淺精二：生命150億年の旅. 新日本出版社, 1992.

22) 吉阪隆正：住居の発見. 勁草書房, 1984.

参考ホームページ

23) Arizona State University, Institute of Human Origins：https://iho.asu.edu/about/lucys-story

24) 京都大学生存圏研究所生物機能材料分野：http://www.rish.kyoto-u.ac.jp/labm/cnf

25) 国立社会保障・人口問題研究所：http://www.ipss.go.jp

26) 内閣府 消費動向調査 平成27-30年調査結果：
http://www.esri.cao.go.jp/jp/stat/shouhi/shouhi.html

27) 日本環境財団：http://www.jef.jp/
28) 日本統計協会：https：//www.jstat.or.jp/content/

図引用文献

i （1-3）：和田武：新・地球環境論─持続可能な未来をめざして．創元社，1997 より改変．

ii （1-4）：古川清行・編著：環境問題資料事典Ⅰ　深刻な環境問題 2 版．東洋館出版社，2000
を参考に作成．

iii （1-10）：生物量の数値：世界大百科事典．日立デジタル平凡社，2000．

iv （1-13）：深井晃子・監修：世界服飾史．美術出版社，1998，11 頁，Egyptian Museum Cairo．

v （1-18）：経済産業省：「総合資源エネルギー調査会　省エネルギー・新エネルギー分科会　省
エネルギー小委員会　照明器具等判断基準ワーキンググループ　取りまとめ」，2017.3.31．

vi （1-19）：総務省統計局：「世界の統計 2018」および国立社会保障・人口問題研究所：「人口
統計資料集」2013 年版，2018 年版．

vii （1-20）：厚生労働省：「平成 27 年版厚生労働白書─人口減少社会を考える─」，2015，27
頁．

viii （1-22）：トヨタルーフガーデン：緑化事業環境改善植物キルシェピンクを参考に作成．
（http://www.toyota-roofgarden.co.jp/）

ix （1-23）：厚生労働統計協会：「図説国民衛生の動向 2017/2018」，2018，26 頁．

x （1-24）：総務省統計局　統計データ　労働力調査結果　長期時系列データ：「年齢階級（5 歳
階級）別労働力人口および労働力人口比率（1968 年〜）」

xi （1-25）：総務省統計局　統計データ　統計トピックス：「No.90　統計からみた我が国の高齢者
─「敬老の日」にちなんで─」

2 章　人間らしさの発達と環境

1) 今泉信人，南博文・編：発達心理学．北大路書房，1994．
2) 梅根悟・編：世界近代教育史．黎明書房，1962．
3) 小野武年：情動と記憶　しくみとはたらき．中山書店，2014．
4) 貝原益軒（松田道雄・編）：日本の名著（14）貝原益軒．中央公論社，1983．
5) 木村敦子，内田さえ，佐藤昭夫：情動と自律神経─内分泌系反応．*Clinical Neuroscience*，
13：1040-3，1995．
6) Campbell, N.A., Reece, J.B., Mitchell, L.G.：Biology. 5th ed, Addison-Wesley Longman Inc.,
1999.
7) 国立青少年教育振興機構　青少年教育研究センター・編：インターネット社会の親子関係
に関する意識調査報告書．国立青少年教育振興機構青少年教育研究センター，2018．
8) 佐藤昭夫：機能からみた脳の老化．脳神経，51：565-571，1999．
9) 佐藤優子，内田さえ，鍵谷方子：女性のからだと健康．人間総合科学大学，2002．
10) スポック, B., ローゼンバーグ, M.B.（高津忠夫，奥山和男・監修）：最新版スポック博士の
育児書．暮らしの手帖社，2000．
11) ティミラス, P.S.（江上信雄，寺沢瑩・監訳）：生理学：発育と老化のしくみ．丸善，1978．
12) 時実利彦：脳の話．岩波書店，1962．

13) 朝長正徳，佐藤昭夫・編：脳・神経系のエイジング．朝倉書店，1989.

14) ニューマン，B.M.，ニューマン，P.R.（福富護・訳）：新版生涯発達心理学．川島書店，1988.

15) Field, T.：Touch Therapy. Churchill Livingstone, Edinburgh, 2000.

16) Hall, J.E.（石川義弘・他訳）：ガイトン生理学．原著第 13 版，エルゼビア・ジャパン，2018.

17) マクルアー V（草間裕子・訳）：インファントマッサージ．春秋社，2001.

18) モンタギュー，A.（佐藤信行，佐藤方代・訳）：タッチング　親と子のふれあい．平凡社，1977.

19) 山崎英則，徳本達夫・編著：西洋教育史．ミネルヴァ書房，1994.

20) 寄田啓夫，山中芳和・編著：日本教育史．ミネルヴァ書房，1996.

21) リートケ，M.（長尾十三二，福田弘・訳）：ペスタロッチ．理想社，1985.

22) Liu D., et al：Maternal care, hippocampal glucocorticoid receptors, and hypothalamic-pituitary-adrenal responses to stress. *Science*, 277, 1659-62, 1997.

23) ルソー，J.J.（今野一雄・訳）：エミール．岩波書店，1962.

参考ホームページ

24) 厚生労働省：http://www.mhlw.go.jp/

25) 文部科学省：http://www.mext.go.jp/

26) 1 more baby 応援団：http://www.1morebaby.jp/

図引用文献

i （2-5）：柄澤秀昭：「高齢者の精神機能」，In 朝長正徳，佐藤昭夫・編：脳神経系のエイジング，朝倉書店，1989，227 頁.

ii （2-8）：小野武年：情動と記憶 しくみとはたらき．中山書店，2014，7 頁.

iii （2-10）：Ekman et al., 1983，に基づく，鈴木郁子・編著：やさしい自律神経生理学 命を支える仕組み．中外医学社，2015，223 頁.

iv （2-12）：土門拳：「小河内村　傘を回す子供」，土門拳記念館.

v （2-16）：Earl Art Gallery（http://art.pro.tok2.com/R/Raphael/Raph019.htm）.

vi （2-17）：田中克佳：教育史．川島書店，1987，105 頁.

vii （2-18）：下田了仙寺蔵，アンベール「幕末日本風俗図絵」より無彩色銅版画（1870 年）.

3 章　環境と人間の生理機能

1) アッシュクロフト，F.（矢羽野薫・訳）：人間はどこまで耐えられるのか．河出書房新社，2002.

2) 伊藤正男，井村裕夫，高久史麿・編：医学書院医学大辞典．第 2 版，2009.

3) 井村裕夫・編集主幹：わかりやすい内科学．第 4 版，文光堂，2014.

4) 大内尉義，秋山弘子・編：新老年学．第 3 版，東京大学出版会，2010.

5) Kandel, E.R. ほか・編（金澤一郎，宮下保司・監修）：カンデル神経科学．メディカルサイエンスインターナショナル，2014.

6) 黒島晨汎：環境生理学．第 2 版，理工学社，1993.

7) 坂井建雄，河原克雅・編：人体の正常構造と機能．第3版，日本医事新報社，2017.

8) 佐藤昭夫，内田さえ：生体リズムとは．老化と疾患，7，1317-1324，1994.

9) 佐藤昭夫，佐藤優子，五嶋摩理：自律機能生理学．金芳堂，1995.

10) シュミット，R.F.，テウス，G.・編（佐藤昭夫・監訳）：スタンダード人体生理学．シュプリンガー・フェアラーク東京，1994.

11) 杉本八郎，森啓：1枚のスライド．*Brain and nerve*，66（5）：571-580，2014.

12) 時実利彦：脳の話．岩波書店，1962.

13) 時実利彦：人間であること．岩波書店，1970.

14) 中屋豊：図解入門よくわかる栄養学の基本としくみ．秀和システム，2009.

15) 日本自律神経学会・編：自律神経機能検査．第5版，文光堂，2015.

16) 日本神経学会・監修：認知症疾患診療ガイドライン2017．医学書院，2017.

17) Newton，3月号「アルツハイマー病研究最前線」，ニュートンプレス，2017.

18) Newton，11月号「視覚のしくみ」，ニュートンプレス，2015.

19) 羽生春夫：糖尿病と認知症，*Brain and Nerve*，66（2），129-34，2014.

20) バーン，R.M.，レヴィ，M.N.（板東武彦，小山省三・監訳）：バーン・レヴィ生理学．西村書店，1996.

21) ペンフィールド，W.（塚田裕三，山河宏・訳）：脳と心の正体．法政大学出版局，1987.

22) Hall，J.E.（石川義弘，岡村康司，尾仲達史，河野憲二・訳）：ガイトン生理学．原著第13版，エルゼビア・ジャパン，2018.

23) 本間研一，彼末一之・編著：環境生理学．北海道大学図書刊行会，2007.

24) 矢﨑義雄・総編集：内科学．第11版，朝倉書店，2017.

25) 山田祐一郎ほか：糖尿病と認知症，*Diabetes Strategy*，5（4），149-163，2015.

参考ホームページ

26) 日本医療機能評価機構「厚生科学研究　科学的根拠に基づく白内障診療ガイドラインの策定に関する研究（2002年）」：https://minds.jcqhc.or.jp/n/med/4/med0012/G0000028/0001

図引用文献

i （3-1，3-7，3-11，3-12，3-14，3-20，3-21）：内田さえ，佐伯由香，原田玲子・編：人体の構造と機能．第4版，医歯薬出版，2015，16頁，154頁，353頁，306頁，80頁，210頁，213頁．

ii （3-2，3-3，3-4，3-8，3-9，3-15，3-17，3-18，3-19，3-22，3-26）：内田さえ，原田玲子ほか：生理学．第3版，医歯薬出版，2014，55頁，54頁，17頁，46頁，68頁，173頁，110頁，110頁，295頁より改変，126頁，267頁．

iii （3-5）：有田秀穂，原田玲子：コア・スタディ人体の構造と機能．朝倉書店，2005，130頁．

iv （3-6）：シュミット，R.F.，テウス，G.・編（佐藤昭夫・監訳）：スタンダード人体生理学．シュプリンガー・フェアラーク東京，1994，673頁．

v （3-16）：時実利彦：脳と保育．雷鳥社，1974，64頁．

vi （3-24）：Strughold，1924より改変，Schmidt R.F.：感覚生理学．改訂第2版，金芳堂，1989，126頁．

vii（表 3-1）：鈴木郁子・編著：やさしい自律神経生理学 命を支える仕組み．中外医学社，2015，37 頁．

4 章　ストレスへの対応

1) 井藤英喜，粟田主一・監修：スーパー図解 認知症・アルツハイマー病―予防・治療から介護まで、これで安心の最新知識．法研，2010．

2) 伊藤正男，井村裕夫，高久史麿・編：医学書院医学大辞典．第 2 版，医学書院，2009．

3) 河合隼雄：働きざかりの心理学．新潮社，1995．

4) 環境省・編：平成 28 年度 環境白書・循環型社会白書・生物多様性白書．2016．

5) キャノン，W.B.（舘澄江・訳）：からだの知恵．講談社，1981．

6) Kübler-Ross, E.：On Death and Dying (Scribner), Macmillan, 1969.

7) 厚生科学審議会疾病対策部会リウマチ・アレルギー対策委員会：リウマチ・アレルギー対策委員会報告書 平成 23 年 8 月．2011．

8) 佐藤昭夫：痛みの評価法 5 痛みの分類．理学療法 17（6），597-601，2000．

9) 佐藤昭夫：痛みの評価法 6 痛みと心理．理学療法，17（7），679-682，2000．

10) 佐藤昭夫：痛みの評価法 7 痛みの臨床的評価法．理学療法，17（8），765-771，2000．

11) 佐藤昭夫，朝長正徳・編：ストレスの仕組みと積極的対応．藤田企画出版，1991．

12) シュミット，R.F.，テウス，G.・編（佐藤昭夫・監訳）：スタンダード人体生理学．シュプリンガー・フェアラーク東京，1994．

13) 南山堂医学大辞典．第 20 版，南山堂，2015．

14) Newton，10 月号「死とは何か」，ニュートンプレス，2018．

15) 半場道子：慢性痛のサイエンス―脳からみた痛みの機序と治療戦略．医学書院，2018．

16) 平野鉄雄，新島旭：脳とストレス．共立出版，1995．

17) Falkenmark, M：Water‐Bloodstream of the biosphere. 2018 Blue Planet Prize Commemorative Lecture, Tokyo.

18) Whitehouse P：The end of Alzheimer's disease‐from biochemical pharmacology to ecopsychosociology：a personal perspective. *Biochem Pharmacol*, 88（4）：677-81, 2014.

19) Whitehouse P：The music of trees；the intergenerative tie between primary care and public health. *London J Primary Care*, 8（2）：26-29, 2016.

20) 本間研一，彼末一之・編著：環境生理学．北海道大学図書刊行会，2007．

21) 峯村芳樹，山岡和枝，吉野諒三：生命観の国際比較からみた臓器移植・脳死に関するわが国の課題の検討．保健医療学，59（3），304-312，2010．

22) 山本達郎・編：痛みの Science & Practice 2 痛みの薬物治療，文光堂，2013．

23) ラザルス，R.S.，フォルクマン，S.（本明寛・他訳）：ストレスの心理学―認知的評価と対処の研究．実務教育出版，1991．

参考ホームページ

24) 厚生労働省「平成 30 年度版死亡診断書（死体検案書）記入マニュアル」：http://www.mhlw.go.jp/toukei/manual/

25) 厚生労働省「法的脳死判定マニュアル」：http://www.mhlw.go.jp/stf/seisakunitsuite/bunya/0000040046.html

130 文　　　献

26)　国土交通省　水資源：http://www.mlit.go.jp/mizukokudo/
27)　森田療法：http://www.hakkenkai.jp/

図引用文献

i　(4-1)：田多井吉之介：ストレス―その学説と健康設計への応用．創元社，1980，35 頁をもとに一部改変；佐藤昭夫，山中崇：ストレスとは，*Clinical Neuroscience*，12 (5)，14-7，1994.

ii　(4-2, 4-6, 4-8, 4-9, 4-12, 表 4-1)：鈴木郁子・編著：やさしい自律神経生理学 命を支える仕組み．中外医学社，2015，215 頁，11 頁，60 頁，217 頁，216 頁，13 頁．

iii　(4-3B)：佐藤昭夫ら，1995 に基づく，鈴木郁子・編著：やさしい自律神経生理学 命を支える仕組み．中外医学社，2015，220 頁．

iv　(4-4)：ラザルスら，1984 に基づく．小熊祐子，富田眞紀子，今村晴彦：サクセスフル・エイジング：予防医学・健康科学・コミュニティから考える QOL の向上．慶應義塾大学出版会，2014，68 頁．

v　(4-10)：Dimsdale & Moss, 1980 に基づく，鈴木郁子・編著：やさしい自律神経生理学 命を支える仕組み．中外医学社，2015，217 頁．

vi　(4-11)：内田さえ，佐伯由香，原田玲子・編：人体の構造と機能．第 4 版，医歯薬出版，2015，340 頁．

vii　(4-13)：Brandenberger et al, 1980 に基づく，鈴木郁子・編著：やさしい自律神経生理学 命を支える仕組み，中外医学社，2015，216 頁 ．

viii　(4-14)：House et al, 1975 に基づく，内田さえ，佐伯由香，原田玲子・編：人体の構造と機能．第 4 版，医歯薬出版，2015，151 頁．

ix　(4-15)：Rose J (ed)：Human Stress and the Environment. Gordon and Breach Science Publishers, 1994，137 頁を翻訳・作図．

5 章　生活環境と健康

1)　貝原益軒（石川謙校・訳）：養生訓・和俗童子訓．岩波書店，1961.
2)　環境省・編：平成 28 年度 環境白書・循環型社会白書・生物多様性白書．2016.
3)　環境省・編：平成 30 年度 環境白書・循環型社会白書・生物多様性白書．2018.
4)　関係省庁共通パンフレット：ダイオキシン類．2009.
5)　厚生労働省：日本人の食事摂取基準（2015 年版）．2014.
6)　厚生労働省：平成 28 年 国民健康・栄養調査結果の概要．2016.
7)　コルボーン，T.，ダマノスキ，C.，マイヤーズ，D.，ピーターソン，J.：奪われし未来．翔泳社，1997.
8)　総務省統計局：世界の統計 2018．日本統計協会，2018.
9)　東京都健康安全研究センター・編：アレルギー患者に関する 3 歳児全都調査報告書（平成 28 年版）．2017.
10)　東京都福祉保健局：花粉症患者実態調査報告書（平成 28 年版），2017.
11)　内閣府：平成 24 年 消費者の健康食品の利用に関する実態調査．2012.
12)　難波龍人：化学物質過敏症．建築雑誌，113，26-27，1998.

13) 矢﨑義雄・総編集：内科学. 第 11 版, 朝倉書店, 2017.

参考ホームページ

14) 消費者庁　食品ロスについて知る・学ぶ：http://www.caa.go.jp/policies/policy/consumer_policy/information/food_loss/education/

15) 東京都アレルギー情報 navi：http://www.fukushihoken.metro.tokyo.jp/allergy/publications/print_allergy.html

16) 日本 WHO 協会：https://www.japan-who.or.jp/commodity/kenko.html

17) 農林水産省　食育の推進：http://www.maff.go.jp/j/syokuiku/

図引用文献

i　(5-1)：厚生労働省「平成 29 年簡易生命表の概況」

ii　(5-4)：厚生労働省「平成 29 年（2017 年）人口動態統計月報年計（概数）の概況」

iii　(5-5)：厚生労働省「平成 27 年度　国民医療費の概況」

iv　(5-6)：厚生労働省「平成 26 年版　厚生労働白書」.

v　(5-8)：Pooling Project Research Group, 1978 に基づく, 杉本恒明ら・編, 「内科学」第 7 版, 朝倉書店, 1999, 73 頁より改変.

vi　(5-9)：文部科学省, 厚生労働省, 農林水産省「食生活指針の解説要領」, 2016, 7 頁.

vii　(5-10)：小坂樹徳, 生活習慣病の理解―活動的な熟年期を迎えるために―, 文光堂, 2000, 36 頁より改変.

viii　(5-11)：小林修平・監修, 日本健康運動指導士会・編：糖尿病は予防できる. 第一出版, 1994, 20 頁より改変.

ix　(5-13)：小坂樹徳：生活習慣病の理解―活動的な熟年期を迎えるために―. 文光堂, 2000, 129 頁より改変.

x　(5-14)：角田和彦：アレルギーっ子の生活百科. 近代出版, 2001, 84 頁より改変.

xi　(5-15)：角田和彦：アレルギーっ子の生活百科. 近代出版, 2001, 24 頁. および馬場実・他編：食物アレルギーの手びき. 南江堂, 1994, 16 頁より改変.

xii　(5-16)：東京都健康安全研究センター・編：食物アレルギーと上手につきあう 12 のかぎ（改訂版）. 2016, 4 頁.

xiii　(5-17)：東京都健康安全研究センター・編：花粉症患者実態調査（平成 28 年度）概要版.

xiv　(5-18)：1913-1922 年：農商務省「農商務統計表」, 1923-1946 年：農林省「農林省統計表」, 1947-1988 年：林野庁「林業統計要覧」, 1989-2016 年：林野庁「森林・林業統計要覧」のデータをもとに作成.

xv　(5-23)：文部科学省, 厚生労働省, 農林水産省：食生活指針の解説要領. 2016, 9 頁.

6 章　環境問題と人間

1) Walker, B.：The Science and practice of resilience thinking. 2018 Blue Planet Prize Commemorative Lecture, Tokyo.

2) Jeschonnek, L., et al.・編：World Risk Report 2016. Bündnis Entwicklung Hilft and UNU-EHS, 2016.

3) NHK スペシャル, 緊急検証 西日本豪雨 "異常気象新時代" 命を守るために, 2018 年 7

月 12 日放送，京都大学防災研究所・中北英一教授のコメント

4) カーソン，R.L.（青樹梁一・訳）：沈黙の春．新潮社，1987．

5) カーソン，R.L.（上遠恵子・訳）：センス・オブ・ワンダー．新潮社，1996．

6) 環境省：平成 29 年版 環境・循環型社会白書・生物多様性白書．

7) 佐藤美由紀：世界でもっとも貧しい大統領ホセ・ムヒカの言葉．双葉社，2015．

8) National Geographic，6 月号「海を脅かすプラスチック」，2018．

9) National Geographic，9 月号「日本列島きらめく生命」，2018．

10) Newsweek，9/11 号「温暖化を加速させるホットハウス現象」，2018．

11) Hughes, T. P., et al,：Spatial and temporal patterns of mass bleaching of corals in the Anthropocene. *Science*, 359, 80-3, 2018.

12) ブラウン，L.R.・編著（浜中裕徳・監訳）：地球白書 2000-01，1999-00 など．ダイヤモンド社，1990～2000．

13) 山内一也：エマージングウイルスの世紀—人獣共通感染症の恐怖を超えて．河出書房新社，1997．

14) 林野庁：平成 29 年度 森林・林業白書．2018．

参考ホームページ

15) IPCC 第 5 次評価報告書特設ページ：http://www.jccca.org/ipcc/

16) 環境市民：http://www.kankyoshimin.org/

17) 気象庁 知識・解説：https://www.jma.go.jp/jma/menu/menuknowledge.html

18) グリーンコンシューマー東京ネット：http://greenconsumer-tokyo.net/

19) 経済産業省 資源エネルギー庁：http://www.enecho.meti.go.jp/

20) 国立環境研究所：http://www.nies.go.jp/

21) 国連人口部：https://esa.un.org/unpd/wpp/Download/Standard/Population/

22) 森林・林業学習館：https://www.shinrin-ringyou.com/

23) 世界経済の経済・統計 情報サイト：http://ecodb.net/

24) 全国地球温暖化防止活動推進センター（JCCCA）：http://www.jccca.org/

25) 東京くらし Web：http://www.shouhiseikatu.metro.tokyo.jp

26) NPO 法人 土佐の森・救援隊：http://morihito.jp/v_organizations/382

27) 日本製紙連合会：https://www.jpa.gr.jp/

28) Food and Agriculture Organization of the United Nations：The future of food and agriculture, Trends and challenges.（http://www.fao.org/3/a-i6583e.pdf）

29) ムヒカ大統領のリオ会議スピーチ（打村明・訳）：https://hana.bi/2012/07/mujica-speech-nihongo/

図引用文献

ⅰ（6-2）：国連大学環境・人間の安全保障研究所「World Risk Report 2016」に基づく，環境省「平成 29 年度 環境白書・循環型社会白書・生物多様性白書」，31 頁をもとに作成．

ⅱ（6-4）：林野庁：「木材需給表 長期累年統計表一覧」

ⅲ（6-5）：資源エネルギー庁「エネルギー白書 2006」，31 頁より改変．

ⅳ（6-6）：大気中二酸化炭素濃度：環境省「環境統計集（平成 29 年版）2 章 地球環境」2.06

大気中 CO_2 濃度と人為的排出量

世界の平均気温偏差：気象庁，各種データ・資料：「世界の年平均気温偏差」

v （6-7）：気象庁「オゾン層のデータ集」のデータをもとに作成.

vi （6-9）：Geyer R. に基づくパーカー，L：使い捨ての便利な暮らしが地球を脅かす プラスチック．National Geographic，6 月号，2018，43 頁.

vii （6-12）：マイアース，N.（林雄次郎訳）：沈みゆく箱舟―種の絶滅についての新しい考察―，岩波現代新書，1981 に基づき作図.

viii （6-14）：メドウズ，D.H.，メドウズ，D.L.，ラーンダズ，J.，ベアランズ 3 世，W.W.（大来佐武郎・監訳）：成長の限界―ローマ・クラブ「人類の危機」レポート―，ダイヤモンド社，1972，105 頁，151 頁，152 頁より改変.

ix （6-15）：環境省：「環境白書（平成 12 年版）」，2000.

x （6-16）：「日経エコロジー」（現日経 ESG）1999 年，12 月号，16 頁.

xi （6-17）：環境省「諸外国における炭素税等の導入状況」，2017，5 頁.

xii （6-18）：環境省：「第四次循環型社会形成推進基本計画」パンフレット，2018，8 頁.

xiii （6-20）：自然エネルギー財団 国際シンポジウム「100％自然エネルギーのビジョンを考える」クリスティン・リンス REN21 事務局長 発表資料，8 頁，10 頁.

xiv （6-21）：WWF ジャパン：「エネルギー・レポート～2050 年までに再生可能エネルギー100％」要約版，2011.

xv （6-22）：メドウズ，D.H.，メドウズ，D.L.，ラーンダズ，J.，ベアランズ 3 世，W.W.（大来佐武郎・監訳）：成長の限界―ローマ・クラブ「人類の危機」レポート―，ダイヤモンド社，1972，5 頁.

全体の引用・参考文献

1) 内田さえ，佐伯由香，原田玲子・編：人体の構造と機能．第 4 版，医歯薬出版，2015.

2) 内田さえ，原田玲子ほか：生理学．第 1～3 版，医歯薬出版，1991～2014.

3) 小澤瀞司，福田康一郎・監修：標準生理学．第 4～8 版，医学書院，1996～2014.

4) ギャノン，W.F.：医科生理学展望（ギャノング生理学）．原著 19～25 版，丸善，2000～2017.

5) 佐藤昭夫，佐藤優子：人間科学概論．人間総合科学大学，2000.

6) 佐藤優子，原田玲子，鍵谷方子：人間科学論．人間総合科学大学，2000.

7) シュミット，R.F.（岩村吉晃・他訳）：感覚生理学 改訂第 2 版．金芳堂，1989.

8) 鈴木郁子，内田さえ，鍵谷方子，原田玲子：やさしい自律神経生理学 命を支える仕組み．中外医学社，2015.

さくいん

※：人名

あ

愛着‥‥‥‥‥‥‥‥‥‥‥‥22
IT‥‥‥‥‥‥‥‥‥‥‥‥‥15
IT革命‥‥‥‥‥‥‥‥‥‥‥15
アシドーシス‥‥‥‥‥‥‥‥60
遊び‥‥‥‥‥‥‥‥‥‥26,77
暑さへの適応‥‥‥‥‥‥‥‥54
圧受容器‥‥‥‥‥‥44,45,70
アトピー性素因‥‥‥‥‥90,91
アトピー性皮膚炎‥‥‥‥90,92
アナフィラキシーショック
‥‥‥‥‥‥‥‥‥‥‥90,92
アニマルセラピー‥‥‥‥7,77
RE100‥‥‥‥‥‥‥‥‥‥120
アルカローシス‥‥‥‥‥‥‥60
アルコール‥‥‥‥‥84,85,88
アルツハイマー※‥‥‥‥‥‥53
アルツハイマー病‥‥‥‥54,78
アレルギー‥‥‥‥82,90,91,93
アレルギー源‥‥‥‥‥‥‥‥92
アレルギーの寛解‥‥‥‥‥‥91
アレルギー体質‥‥‥‥‥82,93
アレルゲン‥‥‥‥‥‥‥90,93
アロマテラピー‥‥‥‥‥‥‥77

い

育児‥‥‥‥‥‥‥‥28,29,30
育児放棄‥‥‥‥‥‥‥‥‥‥30
ISO14001‥‥‥‥‥‥‥‥118
痛みの評価‥‥‥‥‥‥‥‥‥75
痛みへの対処‥‥‥‥‥‥‥‥75
遺伝子‥‥‥‥‥2,19,21,86
遺伝子組換え作物（GM作物）
‥‥‥‥‥‥‥‥‥‥97,113
遺伝的要因‥‥‥‥‥‥‥82,87
命の循環‥‥‥‥‥‥‥‥‥5,6
命の誕生‥‥‥‥‥‥‥‥‥‥19
医療費‥‥‥‥‥‥‥‥‥82,84
インスリン‥‥‥‥‥47,54,86

う

奪われし未来‥‥‥‥‥‥‥‥95
運動機能‥‥‥‥‥‥25,26,75
運動神経‥‥‥‥‥‥‥‥67,70
運動習慣‥‥‥‥‥‥‥‥84,85
運動不足‥‥‥‥‥‥‥‥85,86
運動療法‥‥‥‥‥‥‥‥76,87

え

AI‥‥‥‥‥‥‥‥‥‥‥‥13
AED‥‥‥‥‥‥‥‥‥‥‥88
エイズ‥‥‥‥‥‥‥‥‥7,114
エイズウイルス‥‥‥‥‥‥‥7
衛生環境‥‥‥‥‥‥81,82,83
栄養学‥‥‥‥‥‥‥‥‥9,97
栄養過多‥‥‥‥‥‥‥‥85,86
栄養素（源）‥‥‥‥‥5,9,46
エコカー‥‥‥‥‥‥‥103,119
エコタウン‥‥‥‥‥‥‥‥118
エコツーリズム‥‥‥‥‥‥113
エストロゲン‥‥‥‥‥‥37,89
NGO‥‥‥‥‥104,115,116,122
エミール‥‥‥‥‥‥‥‥32,34
嚥下‥‥‥‥‥‥‥‥45,46,98

お

オゾン層‥‥‥‥‥‥‥‥2,108
オゾンホール‥‥‥‥‥‥‥108
音楽療法‥‥‥‥‥‥‥‥‥‥77
温室効果（ガス）‥‥‥‥‥106
温室効果ガス削減‥‥‥‥‥107
温室効果ガス排出権取引‥‥‥108
温暖化‥‥‥‥‥‥‥‥‥‥106
温暖化防止条約‥‥‥‥‥‥107
温度受容器‥‥‥‥‥‥‥‥‥54

か

ガイア仮説‥‥‥‥‥‥‥‥‥17
外気温上昇‥‥‥‥‥‥‥‥‥55
外呼吸‥‥‥‥‥‥‥‥‥40,41
概日リズム‥‥‥‥‥‥‥‥‥56
貝原益軒※‥‥‥‥‥‥34,35,84
外部環境‥‥‥‥‥21,40,73,82
海洋汚染‥‥‥‥‥102,110,111
化学物質過敏症‥‥‥‥‥‥‥96
化石燃料‥‥‥‥‥103,107,121
家族‥‥‥‥‥‥‥‥‥‥15,16
カーソンR※‥‥‥‥‥‥‥114
可塑性‥‥‥‥‥‥‥‥21,52,73
学習‥‥‥‥‥‥‥‥22,51,52
学制‥‥‥‥‥‥‥‥‥‥‥‥33
学校‥‥‥‥‥‥‥‥‥‥31,92
過剰摂取‥‥‥‥‥‥‥49,85,96
活性型ビタミンD$_3$‥‥‥‥‥89
カテコールアミン‥‥‥‥55,70,71
花粉症‥‥‥‥‥‥‥‥‥‥‥93
過保護‥‥‥‥‥‥‥‥‥‥‥30
カルシウム‥‥‥‥‥‥‥89,97
感覚受容器‥‥‥‥‥‥‥‥‥60
感覚神経‥‥‥‥‥‥‥‥67,69
環境悪化‥‥‥‥‥17,102,103
環境NGO‥‥‥‥‥‥‥‥‥114
環境汚染対策‥‥‥‥‥‥‥119
環境汚染物質排出‥‥‥‥‥‥95
環境革命‥‥‥‥‥‥‥114,123
環境教育‥‥‥‥‥‥‥‥‥122
環境ストレス‥‥‥‥‥‥73,76
環境調整‥‥‥‥‥‥‥‥‥‥77
環境保全運動‥‥‥‥‥‥‥114
環境ホルモン‥‥‥‥‥‥94,95
環境要因‥‥‥‥‥21,66,67,82
環境問題のあゆみ‥‥‥‥‥104
環境リスクマネージメント
‥‥‥‥‥‥‥‥‥118,119
感情‥‥‥‥‥‥‥‥‥‥23,67
感性‥‥‥‥‥‥‥9,24,52,78

136 さくいん

感染症‥‥‥‥‥‥7,82,83,114
関連痛‥‥‥‥‥‥‥‥‥74,75

▓ き ▓

記憶‥‥‥‥‥25,52,53,78
気温上昇‥‥‥55,106,107,108
気管支喘息‥‥‥‥90,91,92
気候馴化‥‥‥‥‥‥‥‥54
気候変動‥‥‥‥‥17,106,107
気候変動枠組条約（COP）‥‥107
季節のリズム※‥‥‥‥‥‥57
キャノンWB※‥‥‥‥40,65
QOL‥‥‥‥‥‥‥‥‥‥80
QOD‥‥‥‥‥‥‥‥‥‥80
嗅覚‥‥‥‥‥7,10,61,62
教育の機会均等‥‥‥‥‥‥34
教育の課題‥‥‥‥‥‥‥‥34
狭心症‥‥‥‥‥‥‥‥75,88
京都議定書‥‥‥‥‥104,107
虚血性心疾患‥‥‥‥85,86,88
キルシェピンク‥‥‥‥‥‥14
緊急反応‥‥‥‥‥‥‥‥‥65

▓ く ▓

グリーンコンシューマー
‥‥‥‥‥‥‥‥115,116
グリーン電力制度‥‥‥‥‥120

▓ け ▓

芸術療法‥‥‥‥‥‥‥‥‥77
血圧‥‥‥44,45,57,66,87
結核‥‥‥‥‥‥‥‥83,114
結核菌‥‥‥‥‥‥‥‥‥7,8
血糖‥‥‥‥‥46,47,84,86
血糖値‥‥‥‥‥‥47,70,71
ゲーム依存症‥‥‥‥‥‥‥26
嫌気性生物‥‥‥‥‥‥‥‥7
健康感‥‥‥‥‥‥‥‥‥‥82
健康寿命‥‥‥‥‥‥‥‥‥81
健康の定義‥‥‥‥‥‥‥‥81
健康被害‥‥‥‥‥7,49,95,96
原始海洋‥‥‥‥‥‥‥‥‥2
原始大気‥‥‥‥‥‥‥‥‥1
原子力発電‥‥‥‥‥‥‥121

▓ こ ▓

好気性生物‥‥‥‥‥‥‥‥7
高血圧‥‥‥‥‥‥45,85,87
高血糖‥‥‥‥‥‥‥‥47,86
公害‥‥‥‥‥‥103,105,109
交感神経‥‥‥‥‥‥‥‥‥67
交感神経-副腎髄質系‥‥65,70
合成繊維‥‥‥‥‥‥‥‥‥9
抗生物質‥‥‥‥‥‥‥‥8,83
高山病‥‥‥‥‥‥‥‥39,42
高脂血症‥‥‥‥‥‥85,86,88
恒常性‥‥‥‥‥‥17,39,40
高所適応‥‥‥‥‥‥‥‥‥43
高体温‥‥‥‥‥‥‥‥‥‥55
更年期‥‥‥‥‥‥36,91,96
高齢者のストレス‥‥‥‥‥78
呼吸‥‥‥‥‥‥‥‥2,40,41
呼吸リズム‥‥‥‥‥‥40,56
孤食‥‥‥‥‥‥‥‥‥‥‥98
子どものアレルギー‥‥‥‥91
骨粗鬆症‥‥‥‥‥‥‥37,89
COP‥‥‥‥‥‥‥‥‥‥107
コージェネレーション‥‥‥121
ゴミゼロ運動‥‥‥‥112,118
コルボーンT※‥‥‥‥‥‥95
コレステロール‥‥‥‥85,88
コンパニオンアニマル‥‥7,77
コンピューター‥‥‥‥13,52

▓ さ ▓

再興感染症‥‥‥‥‥‥‥114
再生可能エネルギー‥12,119,120
細胞外液‥‥‥‥‥‥39,40,58
砂漠化‥‥‥‥‥‥‥105,111
寒さへの適応‥‥‥‥‥‥‥55
産業革命‥‥‥‥‥‥‥14,15
産業都市‥‥‥‥‥‥‥‥‥14
サーカディアンリズム
‥‥‥‥‥‥56,57,58,72
酸性雨‥‥‥‥‥‥‥103,109
酸素‥‥‥‥‥2,6,39,40,107
サンゴ（白化）‥‥101,107,110,121
産熱‥‥‥‥‥‥‥‥‥54,55

▓ し ▓

死因‥‥‥‥‥‥‥‥‥‥‥83
紫外線‥‥‥‥‥2,3,60,108
視覚‥‥‥‥‥25,43,49,52,62
視覚的アナログスケール‥‥75
思考‥‥‥‥‥‥‥‥‥5,52
思春期‥‥‥‥‥‥‥‥20,36
自然エネルギー‥‥‥‥‥119
自然寛解‥‥‥‥‥‥‥‥‥92
自然災害‥‥‥‥‥‥‥‥102
自然療法‥‥‥‥‥‥‥‥‥77
持続可能な開発
‥‥‥‥‥‥104,105,118
シックハウス症候群‥‥‥‥96
ジェットラグ‥‥‥‥‥‥‥57
シナプス‥‥‥20,50,52,53
シナプスの可塑性‥‥‥51,52
死へのストレス‥‥‥‥‥‥78
死の三徴候‥‥‥‥‥‥‥‥78
死の受容‥‥‥‥‥‥‥‥‥79
社会的ストレス‥‥‥67,76,77
社会的動物‥‥‥‥‥‥‥‥31
住環境‥‥‥‥‥‥‥‥10,93
住居‥‥‥‥‥‥‥‥‥10,11
儒教‥‥‥‥‥‥‥29,33,34
受精‥‥‥‥‥‥‥‥‥3,19
授乳‥‥‥‥‥22,27,28,36
循環型社会‥‥‥‥‥102,103
循環型社会形成推進基本法
‥‥‥‥‥‥‥‥104,117
省エネ‥‥‥‥‥‥12,13,119
消化‥‥‥‥‥‥‥45,51,67
消化器（管）‥‥‥9,40,46,91
生涯教育‥‥‥‥‥‥122,123
生涯発達‥‥‥‥‥‥‥21,73
蒸気機関‥‥‥‥‥‥‥‥‥12
醸造‥‥‥‥‥‥‥‥‥‥‥8
消費者運動‥‥‥‥‥‥‥118
情緒‥‥‥‥‥‥‥23,26,52
情動‥‥‥‥‥‥‥23,24,75
情動的評価法‥‥‥‥‥‥‥75
情報技術（IT）‥‥‥‥‥‥15
情報化社会（情報社会）‥‥14,15
触覚‥‥‥‥‥‥‥22,25,60
職業‥‥‥‥‥‥‥16,29,76

さくいん　*137*

触刺激·······················22,72
食事の習慣·····················9
食生活·················6,9,93,96
食生活指針····················86
食品ロス··················98,118
植物·················5,6,107,110
植物界························3
食文化······················9,96
食物アレルギー··············92,97
食物不耐症····················97
食物連鎖················5,94,110
女性ホルモン·······36,37,56,89
自律神経（系）·········55,67,75
自律訓練法····················77
進化······················2,3,112
真核生物······················2
鍼灸······················70,76
心筋梗塞··············83,85,88
神経回路··········20,21,26,52
神経細胞········49,50,51,53,78
神経伝達物質··················50
新興感染症···················114
人口増加·······13,17,105,114
人工知能（AI）···············13
心臓········40,44,49,56,79,88
心臓外科手術··················56
身体的ストレス·······71,74,76
浸透圧······················58,59
心拍のリズム··················56
深部感覚······················61
心理的ストレス·····67,71,72,76
森林·················6,105,114
森林破壊··············7,107,109
森林療法·····················77
人類の誕生····················3
人類の進化····················3

▨▨▨ **す** ▨▨▨

水道····················14,82,83
睡眠···················56,57,84
すくみ·······················66
ステロイド··················75,90
ストレス説··················65,67
ストレス反応··················67
ストレッサー··············66,74
スポーツ····················26,27

スマホ依存症··················26
3R·························116
刷り込み······················22

▨▨▨ **せ** ▨▨▨

生活環境·····················90
生活習慣·····················84
生活習慣病··················85,86
生態系······················5,113
生態的ピラミッド··············5,6
成長の限界··················114,123
成長ホルモン··············23,36,72
生物圏·······················1,5
生物進化······················2
生物多様性··················112,113
生物多様性条約···············113
生物濃縮··················94,110
生命の誕生（命の誕生）········2
生理的早産····················53
生理的老化····················78
青年期······················31,36
性の決定·····················19
性ホルモン··················36,95
世界保健機関··················81
赤血球···················41,42,43
絶滅·········109,112,113,120
セリエH ※····················65
ゼロエミッション··········112,118
前頭葉·······················28
前頭連合野··················5,52

▨▨▨ **た** ▨▨▨

体液····················58,59,60
ダイオキシン··············94,95,96
体温調節·················54,55,56
体温（の）リズム··············56
大気浄化植物··················14
体性感覚········23,28,61,69,70
体性-内臓（自律神経）反射
·····················69,70,76
体性神経（系）·····55,67,68,70
代替フロン·············106,108,109
体内リズム··················56,58
大脳新皮質················5,51,52
太陽エネルギー·······103,114,121

太陽光発電···················120
大量消費··················102,103
脱水症·······················58
男性ホルモン··················37
炭素税··················105,117
WHO················26,81,114

▨▨▨ **ち** ▨▨▨

地下水汚染···················112
地球益······················105
地球温暖化··········101,102,106
地球環境·················1,2,12
地球環境悪化··············102,105
地球環境問題··············101,106
地球サミット··············104,107
地球の誕生····················1
知能···················21,24,34
昼夜のリズム··············56,57
聴覚···················25,52,62
沈黙の春····················114

▨▨▨ **つ** ▨▨▨

通信技術···················15,76

▨▨▨ **て** ▨▨▨

低血糖·······················47
低酸素·······················42
低体温···················55,56
TIA·························89
DDT··············94,95,110,114
テストステロン··············37
デポジット制··············111,117
寺子屋·······················33
電化社会·····················12
電気···················12,50,120
電気自動車··············103,119
電灯·························12
伝染病·············7,83,110,114

▨▨▨ **と** ▨▨▨

闘争·························66
糖尿病··············47,54,85,86
逃避·························66

動脈硬化··············85,87,88
動物···············5,7,27,52
時実利彦※············15,49,53
特殊感覚·················61
都市化社会·············13,14
トフラー A ※···············15

▓▓▓ な ▓▓▓

内呼吸··············40,41
内部環境·········21,39,40,82
内臓求心性線維········67,68,70
内分泌撹乱（物質）··········95
内分泌（ホルモン）系······71,75

▓▓▓ に ▓▓▓

二酸化炭素（炭酸ガス）
　　　　······2,5,40,106,109
二酸化炭素濃度·········42,106
二酸化炭素排出量············118
二足歩行·················3,5
日勤・夜勤················58
日周期··················56
人間らしさ·············21,52
認知症·············53,62,78

▓▓▓ ね ▓▓▓

ネグレクト················30
熱帯林·············109,113
熱中症··················55
燃料電池················121

▓▓▓ の ▓▓▓

脳の機能障害···············53
脳の構造·················51
脳の発達·······5,20,24,52,53
脳死··················79
脳卒中（脳血管疾患）···83,88,89
農耕··················4,83
農耕社会·················15
農薬············94,95,97,113

▓▓▓ は ▓▓▓

廃棄物·················112
バイオフィードバック法·········77
バイオマス·······111,119,121
バーゼル条約··············112
発熱··················55
パリ協定·············104,108
反射弓··················69
反射性調節················68
半透性··················58

▓▓▓ ひ ▓▓▓

火··················3,9,12
pH··············60,107,109
干潟·················110
PCB············94,95,110
微生物··········5,8,82,90
ビタミン········9,48,58,96
ヒートアイランド現象·········14
皮膚の感覚·················61
皮膚刺激·············23,24
ヒポクラテス※········49,51,84
肥満············84,85,86,88
病気の原因················82
病気の予防················82
病原菌········7,8,74,114
病的老化·················78
品種改良（栽培）········97,113

▓▓▓ ふ ▓▓▓

Fight, Flight, Freeze ········66,73
風力発電·············117,120
副交感神経················67
副腎髄質·············70,71
副腎皮質ホルモン
　　　　·······71,72,75,90,95
浮腫··················37,58
物理療法·············76,77
プラスチック···········94,118
プラスチックごみ········110,111
フロン············102,106,108
文明············4,8,14,15

▓▓▓ へ ▓▓▓

平均寿命··········33,81,84
平衡感覚·················62
ペスタロッチ JH ※···········32
ペースト食················98
ペットボトル···110,111,117,118
ヘモグロビン·········41,42,43

▓▓▓ ほ ▓▓▓

保育·········27,28,29,30,53
保育環境·················30
防衛反応·············66,73
放熱··················54,55
ホットハウス・アース·········108
POPs（残留性有機汚染物質）
　　　　·················94,95
ホメオスタシス·········40,47,65
ホルムアルデヒド·············96
ホルモン系········55,71,90
ホルモンのリズム·············57
本能行動·············28,51

▓▓▓ ま ▓▓▓

マイクロプラスチック·········111
マッサージ·············23,76
マスコミ·········108,119,123
マングローブ林········106,110

▓▓▓ み ▓▓▓

味覚··········10,60,61,96
味覚障害·················96
水ストレス·············73,74

▓▓▓ む ▓▓▓

ムヒカ J ※···············104

▓▓▓ め ▓▓▓

免疫反応·················90
メタン·················106

さくいん　*139*

■ も ■

モダニズム建築······················10
もったいない（運動）·········116
モントリオール議定書·········108

■ や ■

薬物療法······················75,77
野生動（生）物······7,95,109,113

■ ゆ ■

有害廃棄物··················102,112
有害物質··········94,102,110,119
有機スズ化合物····················95
有機農法··················112,114
有機物····················2,5,8,94
有機体····························17

■ よ ■

養育行動························28
揚水発電························120
四大公害病······················103
四大文明··························4

■ ら ■

ライフサイクル··············19,36
ライフサイクルアセスメント·118
ライフスタイル··············82,84
ラザルス RS ※ ··················67
ラムサール条約··················113
乱獲···············7,102,113,121
らん藻類······················2,7

■ り ■

理性····················24,35,52
リサイクル····················116

■ リ ■

リサイクル法··············118,119
リズム異常······················58
リデュース······················116
リユース····················116,117

■ る ■

ルソー JJ ※ ··················32,34

■ れ ■

連合野····················28,52,60

■ ろ ■

ローマ・クラブ···········114,123

■ わ ■

ワシントン条約··················113
和俗童子訓····················34,35

【編著者略歴】

鈴木 郁子
すず き いく こ

昭和 37 年北海道生まれ．幼少期を米国，ドイツで過ごす．お茶の水女子大学理学部卒業，
東京医科歯科大学大学院修了．歯学博士，医学博士．専門は生理学．東邦大学医学部生理
学講座助手・講師を経て，
現在，日本保健医療大学保健医療学部教授，昭和大学医学部生理学講座客員教授・上野学
園大学非常勤講師兼務．
主な著書に「やさしい自律神経生理学　命を支える仕組み」（編著，中外医学社）がある．

やさしい環境生理学──地球環境と命のつながり

2019 年 3 月 1 日　第 1 版　第 1 刷発行

編著者　鈴木　郁子
発行者　竹内　　大
発行所　錦房 株式会社
　　　　〒 244-0002　横浜市戸塚区矢部町 1865-8
　　　　TEL/FAX　045-871-7785
　　　　http://www.kinfusa.jp/
　　　　郵便振替番号 00200-3-103505

© kinfusa, Inc., 2019.　〔検印省略〕　　　　　　印刷／製本・真興社

乱丁，落丁の際はお取り替えいたします．

ISBN978-4-9908843-3-8　　　　　　　　　　Printed in Japan

既刊書
■医学・医療原論―いのち学＆セルフケア
渡邉勝之編著　B5判　126頁　本体価格 2,700 円＋税

　少子高齢化が進み，病気・疾病の治療を中心にした医師任せの医療は時代遅れになりつつある．上医は"未病を治す"というように，病気になる前の生活者に注目する東洋医学の知恵に光が当たり始めている．編者はこれまでの病院へ行き治療をしてもらえば病気は治るという病気中心主義から，それぞれが"いのち"の主人公となり，能動的に健康を生成する健康中心主義への意識変革を要求する．"いのち"について深く考えるための示唆が得られ，これからの医療の方向性を探ることができる．セルフケアにも役に立つ

■雑穀のポートレート
平　宏和著　A5判　146頁　本体価格 2,500 円＋税

　いま話題の雑穀について，栄養学・植物学・農学など，多角的視点からズームインし，等身大の雑穀像にフォーカスする．薬膳のレシピなども収載し，健康や食に関心のある方には最適な良書である．たくさんのカラー写真は著者の研究歴の足跡でもある．日本における文化・社会・民俗などとの深いかかわりもたどることができる．

■痛みに効果　経筋体操　簡単・即効の等尺性運動療法
橋本多聞・編著　B5判　150頁　本体価格 3,200 円＋税

　東洋医学で培われてきた「経筋」の概念を運動器疾患の臨床に応用したもので，症状部位に直接アプローチせず，短時間で施術可能であり，何より患者様の精神的負担がなく，愁訴を悪化させないのを特徴とする．
　運動器疾患の臨床に携わるすべての職種の先生，ならびに競技に汗しているアスリート，また患者様に実践的でどこでもいつでもできる治療法であり，セルフケア，筋力トレーニングにもなり，健康寿命を増進させる効果も見込める．

■臨床推論―臨床脳を創ろう
丹澤章八・編著　A5判　178頁　本体価格 2,700 円＋税

　臨床推論は，日常診察室で頭の中（臨床脳）で行われている診察課程を抽出し，その論理性・妥当性を具体的に検証することである．その結果，患者様の医療上のリスクを最小化し，病苦に共感し，治療効果を最大化することができる．「あはきの適応」が教育課程に組み込まれたいま待望の書．基礎編で臨床推論を概説し，実践編では仮説演繹法に焦点を絞り，その実践を症例呈示のうえ紹介する．症例は，実際の鍼灸整骨院で体験されたものであり，目の前で診察が進められている臨場感をもって解説されている．

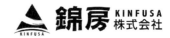